骨科患者快速康复全过程护理案例

陈伟菊　梁文仙　林清然　主编

SPM 南方出版传媒

广东科技出版社 | 全国优秀出版社

·广　州·

图书在版编目（CIP）数据

骨科患者快速康复全过程护理案例 / 陈伟菊，梁文仙，林清然主编. —广州：广东科技出版社，2021.12
ISBN 978-7-5359-7757-1

Ⅰ.①骨… Ⅱ.①陈… ②梁… ③林… Ⅲ.①骨疾病—康复—病案 ②骨疾病—护理—病案 Ⅳ.①R681.09②R473.6

中国版本图书馆CIP数据核字（2021）第205720号

骨科患者快速康复全过程护理案例
Guke Huanzhe Kuaisu Kangfu Quanguocheng Huli Anli

出 版 人：严奉强
责任编辑：刘　耕
封面设计：彭　力
责任校对：曾乐慧
责任印制：彭海波
出版发行：广东科技出版社
　　　　　（广州市环市东路水荫路 11 号　邮政编码：510075）
销售热线：020-37607413
http://www.gdstp.com.cn
E-mail：gdkjbw@nfcb.com.cn
经　　销：广东新华发行集团股份有限公司
排　　版：创溢文化
印　　刷：佛山市浩文彩色印刷有限公司
　　　　　（佛山市南海区狮山科技工业园 A 区　邮政编码：528225）
规　　格：787mm×1 092mm　1/16　印张 10　字数 200 千
版　　次：2021 年 12 月第 1 版
　　　　　2021 年 12 月第 1 次印刷
定　　价：88.00 元

如发现因印装质量问题影响阅读，请与广东科技出版社印制室联系调换（电话：020-37607272）。

《骨科患者快速康复全过程护理案例》
编委会名单

主审：查振刚　暨南大学附属第一医院

主编：陈伟菊　暨南大学护理学院
　　　梁文仙　深圳市龙岗区骨科医院
　　　林清然　暨南大学附属第一医院

编者：（以姓氏笔画为序）

万花平	深圳市龙岗区骨科医院	沈亚丽	深圳市龙岗区骨科医院
刘少萍	深圳市龙岗区骨科医院	张　红	暨南大学附属第一医院
刘翠青	暨南大学附属第一医院	张须娜	深圳市龙岗区骨科医院
江雪燕	深圳市龙岗区骨科医院	陈文燕	暨南大学附属第一医院
严加洁	暨南大学附属第一医院	陈伟菊	暨南大学附属第一医院
李　静	深圳市龙岗区骨科医院	林清然	暨南大学附属第一医院
李延飞	暨南大学附属第一医院	罗　洪	暨南大学附属第一医院
李姝靖	暨南大学附属第一医院	罗秀艳	深圳市龙岗区骨科医院
李海燕	暨南大学附属第一医院	罗朝晖	深圳市龙岗区骨科医院
吴小珊	暨南大学附属第一医院	钟小妮	深圳市龙岗区骨科医院
何巧玲	暨南大学附属第一医院	梁文仙	深圳市龙岗区骨科医院
何美玲	深圳市龙岗区骨科医院	管玉霞	深圳市龙岗区骨科医院

秘书：何美玲　深圳市龙岗区骨科医院

绘图：詹佳琳

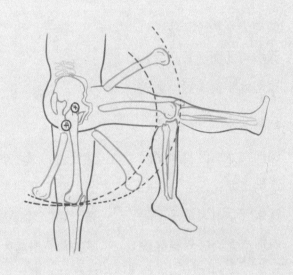

序

　　《骨科患者快速康复全过程护理案例》在陈伟菊主任的精心策划下，经过编者们近两年的用心编写，终于要呈现在读者面前，其中的辛劳不言而喻。

　　陈伟菊主任所在的暨南大学附属第一医院为广东省医师协会骨科专业委员会的主委单位，骨科护理率先在广东省开展了快速康复，如：早期进饮进食、髋膝关节置换后早期功能训练，使患者尽早恢复肢体功能等，同时暨南大学附属第一医院也是广东省最早、规模最大的延续护理中心。梁文仙主任所在的深圳市龙岗区骨科医院为广东省创伤救治科研中心成员单位，是集医、教、研、功能康复与训练为一体的骨科专科医院。深圳市龙岗区骨科医院在国际、国内舞台不断展示手显微外科及骨科技术成果，达到国际领先水平，得到同行的高度认可。成绩的背后离不开护理团队的辛勤付出，深圳市龙岗区骨科医院的护理团队在陈伟菊主任的带领下，在骨科患者快速康复领域有了更深入的探索和研究。

　　《"健康中国2030"规划纲要》中将健康骨骼提到了重要的位置，《全国护理事业发展规划（2016—2020年）》也指出要拓展护理服务领域，其中就包括骨骼健康的促进。2017年8月30日国务院总理李克强主持召开国务院常务会议，确定促进护理服务业发展的措施，满足群众需求，提高健康水平，为骨科护理带来了空前的机遇和挑战。

患者手术后得到完美的功能恢复离不开医生的精湛手术、全过程护理及科学的早期功能康复训练。本书通过案例引出不同骨科疾病的全过程护理，案例经典，理念"新"，结构严谨，内容充实；同时书中所展示的图片，直观且典型，为骨科临床护理人员实施临床护理提供了借鉴和指导。希望本书发行后能够受到广大骨科护理人员的喜欢，也期待骨科护理人在临床实践中及时总结经验，不断完善，为骨科患者的快速康复做出更大的贡献。

张子清

深圳市龙岗区骨科医院院长
中华医学会显微外科学分会委员
广东省医学会手外科学分会主任委员
广东省医学会显微外科学分会副主任委员
2020年12月31日

护理工作是医疗工作的重要组成部分，护理工作贯穿于患者入院、检查、诊断、治疗、手术、康复、出院及延续护理服务全过程，临床护理要围绕一个有成效的结局才能体现护理的价值。护理工作一方面要让患者获得好的治疗成效，另一方面要避免因为住院、卧床、手术、创伤性治疗、高危技术等给患者带来的其他可能的伤害。良好的护理对增进患者健康，缩短患者住院时间、降低患者治疗费用、改善患者结局起着重要作用。

近年来，外科护理有很多新的理念已在临床中广泛应用，快速康复外科（ERAS，enhanced recovery after surgery）以循证医学证据为基础，以减少手术患者的生理及心理创伤应激反应为目的，通过外科、麻醉、护理、营养等多学科协作，对围手术期处理的临床路径予以优化，进而减少患者围手术期应激反应及术后并发症，缩短住院时间，促进患者康复。这一优化的临床路径贯穿于手术患者住院前、手术前、手术中、手术后、出院后的完整治疗过程，目前已广泛应用于胸科、普外科、泌尿外科、骨科、眼科及妇产科手术患者中，在缩短住院时间、减少并发症、降低再住院率，提高患者的满意度，减少医疗费用，促进患者早日康复等方面已取得卓越的成效。

本书以外科快速康复的理念为指导，总结了部分骨科典型个案的全过程护理，全文结构严谨，图文并茂，写作风格独特，可供骨科、护理及相关学科的同行参考。在案例结构上，本书设置了导入案例，选取了临床工作中疑难、罕见、具有代表性的骨科手术病例，结合外科快速康复的理念，从患者入院评估、护理诊断、术前护理、术中护理、术后护理、患者结局、延续护理七个部分详细阐述了骨科手术患者全过程的护理；最后通过反思所介绍的案例，提出值得思考的问题，为临床护理人员制订同类型骨科手术患者的个体化护理方案提供了经验借鉴。在内容编写上，本书遵循快速康复外科指南及专家共识，围绕骨科患者围手术期全过程护理进行阐述，包括患者术前评估与健康教育、多模式镇痛管理、预防深静脉血栓（DVT, deep venous thrombosis）、围手术期液体管理；术中手术操作精准、微创；术中体温管理；术后疼痛评估与镇痛效果评价；术后"三早"（早期进饮进食、早期拔导尿管、早期下床活动）与功能康复；出院随访与延续护理等，帮助读者对同类型患者全过程护理有一个全面的认识，让读者能够更加全面、准确、清晰地掌握同类病例的护理过程，为骨科围手术期患者实施ERAS提供更规范的指引。同时通过对患者结局及个案进行反思，总结所选个案护理的经验及体会，为护理同行提供参考。

本书在编写过程中得到暨南大学附属第一医院及深圳市龙岗区骨科医院医疗、护理和康复专家团队的大力支持和帮助，查振刚教授、张子清教授、杨延军院长也给予了专业指导和支持，书中图片由王克列副院长、刘铭波主任、李木卫主任、高峰医生、吴巩医生、陈品琨医生、郑婷婷医生提供，叶鑫璇医生给予康复专业的指导，查丁胜、李学仕、周霖、陈均源、庄腾丰、阳华对本书的编写提供诸多帮助，在此对各位专家同仁表示衷心的感谢！同时由于书中涉及的内容广泛，篇幅较多，编者的学识和能力所限，存在不足在所难免，诚请各位专家和同行批评指正。

编委会

2021年6月2日

目录

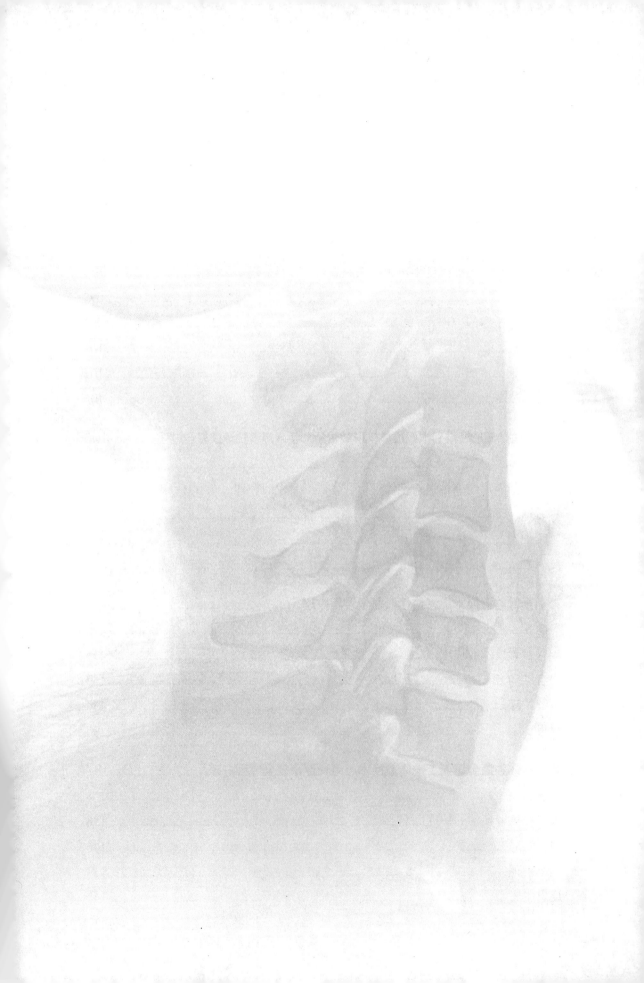

第一章
快速康复外科理念与进展

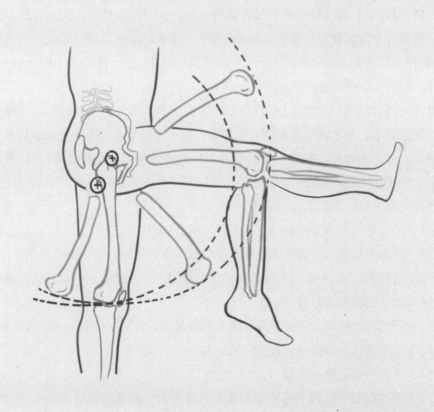

一、快速康复外科概述及发展

快速康复外科（ERAS，enhanced recovery after surgery）由丹麦外科医生Henrik Kehlet在1997年率先提出。ERAS以循证医学证据为基础，以减少手术患者的生理及心理创伤应激反应为目的，通过外科、麻醉、护理、营养等多学科协作，对围手术期处理的临床路径予以优化，进而减少患者围手术期应激反应及术后并发症，缩短住院时间，促进患者康复。这一优化的临床路径贯穿于住院前、手术前、手术中、手术后、出院后的完整治疗过程，其核心是强调以服务患者为中心的诊疗理念。

近20年来欧美国家推广此理念并取得了显著效果。目前ERAS从临床应用最为成功的结肠切除术，已应用于更广泛的领域，如胸科、普外科、泌尿外科、骨科及眼科、妇产科手术等。2001年欧洲成立了ERAS研究协会；2005年发布欧洲版ERAS专家共识；2009年英国外科协会发布ERAS方案实施指南；2012年10月第一届ERAS年会在法国举行；2017年3月美国医疗保健研究与质量局（AHRQ）将ERAS纳入国家计划。2004年我国原南京军区总院黎介寿院士率先引入ERAS，并加以应用。2015年成立了我国第一个ERAS协作组，当年7月在南京召开第一次全国ERAS大会。随后多个ERAS相关团体成立，并发布多个学科ERAS专家共识。

ERAS强调整个手术治疗过程的缩短；要求手术操作更精细和微创，开腹手术也应遵循微创的理念；不常规放置腹腔引流管等。要求术前禁食时间缩短；术后尽早进食和活动康复。要求集医疗、护理、康复等为一体的多学科团队合作，将ERAS贯穿于以患者为中心的围手术期疾病服务全过程中。因此，ERAS推荐在围手术期采用许多与以往传统概念完全不同的新理念和新方法。

（1）术前评估与健康教育提前至患者入院前1周甚至1个月。

（2）术前不再常规行机械性灌肠，避免导致患者脱水和水电解质失衡。

（3）患者手术前1天晚上不再禁食，可食用流质，麻醉前2～3小时饮含糖液体。

（4）术前超前镇痛管理。

（5）手术麻醉尽量采用局部麻醉或硬膜外麻醉，有利于抑制交感应激反应。

（6）手术方式提倡精准、微创手术。

（7）手术中保持患者体温。

（8）手术时患者体内不再常规放置鼻胃减压管、腹腔引流管和空肠造口管，以及留置导尿管。

（9）鼓励患者术后第1天开始少量进食，争取术后3～4天不再行静脉输液。

（10）术后多模式镇痛管理，让患者在无痛情况下，术后第1天就下床活动，减少术后并发症。

（11）术后早期活动与康复。术后生命体征稳定、麻醉清醒即可床上活动和肢体关节、肌力训练。

ERAS发展至今，已有许多研究结果肯定了其效果。如可以缩短住院日、减少并发症、降低再住院率。与传统方法相比，ERAS对器官功能有保护及促进作用，其优点有早期下床活动，可以更好地维护术后肌肉功能；术后早期进饮进食；减少术后肺功能的损害，早期恢复胃肠蠕动功能，增加活动能力，增强心血管功能。ERAS还提高了患者的满意度，同时减少了医疗费用。ERAS的临床应用，使患者具有最佳的内环境稳定状态、最轻的炎症反应、最理想的手术效果、最小的创痛和最短的住院时间，促进了患者早日康复。

二、快速康复外科主要措施与内涵

（一）术前准备

1. 术前评估。

术前应对患者的身体状况进行全面评估，包括生理功能评估、心理评估、社会因素评估、高风险因素评估。特别是老年患者多伴有多种基础疾病，如高血压病、糖尿病、脑血管疾病等，应经相关科室会诊予以纠正及针对性治疗。术前将患者整体状况调整至最佳状态，初步确定患者是否具备进入ERAS相关路径的基础和条件。

2. 术前健康教育。

当患者在门诊确诊需要住院手术时，医护人员给患者发放术前宣教小册子，鼓励患者及家属仔细阅读并咨询。患者入院后，针对不同患者，采用卡片、多媒体、展板等形式重点介绍麻醉、手术、术后处理等围手术期诊疗、护理及康复全过程，缓解其焦虑、恐惧及紧张情绪，使患者知晓自己在此计划中所发挥的重要作用，获得患者及其家属的理解、配合。包括术后早期进食、早期下床活动及掌握早期康复训练方法等内容。

3. 术前戒烟、戒酒。

吸烟与术后并发症发生率和病死率的增加具有相关性，可致组织氧合降低，伤口感染、肺部并发症增加及血栓栓塞等。戒酒可缩短住院时间，降低并发症发生率和病死率，改善预后。推荐术前戒烟、戒酒4周。

4. 术前营养筛查及支持治疗。

术前应采用营养风险评分（NRS，nutritional risk assessment）（2002）进行全面的营养风险评估。针对存在严重营养风险的患者应进行支持治疗，首选肠内营养。术前营养支持治疗时间一般为7～10天。

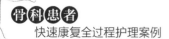

5. 术前肠道准备。

术前机械性肠道准备对于患者是应激因素，可致脱水及电解质失衡。不推荐对包括结直肠手术在内的腹部手术患者常规进行机械性肠道准备，以减少患者液体及电解质的丢失，同时并不增加吻合口漏及感染的发生率。术前机械性肠道准备仅适用于需要术中结肠镜检查或有严重便秘的患者。针对左半结肠及直肠手术，根据情况可选择性进行短程的肠道准备。

6. 术前禁食禁饮。

缩短术前禁食时间，有利于减少手术前患者的饥饿、口渴、烦躁、紧张等不良反应，有助于减少术后胰岛素抵抗，缓解分解代谢，甚至可以缩短术后住院时间。目前提倡禁饮时间延后至术前2小时，可口服清饮料，包括清水、糖水、无渣果汁、碳酸类饮料，以减轻术前饥饿感及干渴感。

7. 术前超前镇痛。

入院时进行疼痛评估。疼痛评分＞3分将纳入超前镇痛管理。超前镇痛（PA，preemptive analgesia）是在伤害性刺激发生前给予镇痛治疗。超前镇痛管理从术前开始贯穿整个围手术期对患者疼痛的管理及干预，从而降低外周及中枢神经敏感性，降低术后疼痛强度，减少镇痛药的需求，提高患者对治疗的满意度。

8. 术前高风险因素控制。

术前进行各项高风险因素评估有利于患者术后并发症预防和早期康复。

（1）血糖管理。围手术期手术应激可引起糖尿病和非糖尿病患者血糖水平增高。同时，术前长时间禁食禁饮、肠道准备及不恰当的降糖治疗也可能导致患者血糖降低，加重患者术后胰岛素抵抗。建议术前进饮糖水200～500mL，可补充能量和水分，减轻患者不适感，同时也能减少术后应激及胰岛素抵抗。血糖管理的重点在于控制高血糖的同时避免出现低血糖。提倡严密的血糖监测，避免过于严格的血糖控制。中国围手术期血糖管理专家共识认为空腹血糖应控制在10mmol/L以内，随机血糖应控制在12mmol/L以内。

（2）心血管疾病评估与管理。合并有心、脑血管基础疾病患者，需长期口服抗血小板药物，对此需权衡停药导致心、脑血管意外的风险和不停药导致围手术期出血的风险。如阿司匹林停药7～10天才可减少术中及术后出血，建议术前至少停药7天。

（3）防止输液过量。传统的方法在围手术期往往给予大量液体输入，使身体处于过度补液、水中毒状态，心脏负荷加大，增加心肺功能障碍的发生率。推荐术中限制性输液≤1 500mL、术后尽早进饮，可以避免大量液体进入组织间隙，降低心肺并发症。

（4）静脉血栓栓塞症风险筛查与深静脉血栓防控。静脉血栓栓塞症（VTE，venous thrombus embolism）是外科围手术期严重的并发症和主要致死原因之一。术前应充分评估患者VTE风险。根据Caprini风险评估情况，评分低危患者实施物理预防措施，如足底静脉泵、间歇充气加压装置及梯度压力弹力袜等；VTE风险评分中，高危患者推荐物理预防与药物预防联合应用。

（二）术中管理

1. 术中评估。

术中应评估各种影响ERAS顺利实施的高危因素。如手术室环境温度、保暖设施和液体加温装置处于完好状态。患者生命体征评估，尤其血压因紧张害怕升高和低体温现象；患者入手术室后心理评估、患者需求评估；皮肤及术野清洁度评估；体位的正确摆放及各种管道评估等。

2. 预防性抗生素的使用。

预防性应用抗生素有助于降低择期腹部手术术后感染的发生率。使用原则为在切开皮肤前30分钟至1小时输注完毕。如果手术时间＞3小时或术中出血量＞1 000mL，可在术中重复使用1次。

3. 麻醉方法的选择。

选择全身麻醉或联合硬膜外阻滞，以满足外科手术的需求并拮抗创伤所致的应激反应。同时在手术结束后应使患者快速苏醒，无麻醉药物残留效应，为术后快速康复创造条件。因此，短效镇静、短效阿片类镇痛药及肌肉松弛药为全身麻醉用药的首选。局部麻醉技术如外周神经阻滞、脊神经阻滞或硬膜外止痛不仅可以止痛，而且还有其他优点，包括有利于保护肺功能，减少心血管负担，减少术后肠麻痹，更有效地止痛等。神经阻滞是术后最有效的止痛方法，同时它可以减少由手术引起的神经及内分泌代谢应激反应。术后持续使用24～72小时的硬膜外止痛，可以有效地减少大手术后的应激反应。

4. 手术方式与手术质量。

手术创伤是患者最为重要的应激因素。提倡在精准、微创及损伤控制理念下完成手术，以减小创伤应激。可选择腹腔镜手术、机器人手术系统等。

5. 术中输液及循环系统管理。

推荐维持液体"零平衡"，避免水盐超载。术中限制输液量在1 500～2 000mL，以避免输液过多致心肺负担加重。ERAS提倡以患者需求为目标的导向液体治疗理念及措施，输注乳酸钠林格注射液优于0.9%氯化钠注射液。因此术中可用平衡液维持出入量平衡，避免输液过度或不足。

6. 术中体温管理。

手术中患者出现低体温危险因素有：年龄＞60岁、手术分级三级以上、开放手术、手术/麻醉时间超过2小时、术中使用超过1 000mL未加温冲洗液或输注超过1 000mL室温平衡液及手术间室温低于23℃等。而手术中避免低体温可以降低伤口感染、心脏并发症的发生率，降低出血和输血需求，提高免疫功能，缩短麻醉后苏醒时间。因此术中应常规监测患者体温直至术后，可以借助加温床垫、加压空气加热（暖风机）或循环水加温系统、输血输液加温装置等。

7. 鼻胃管留置。

择期腹部手术不推荐常规放置鼻胃管减压，可降低术后肺不张及肺炎的发生率。如果在气管插管时有气体进入胃中，术中可留置鼻胃管以排出气体，但应在患者麻醉清醒前拔除。

8. 放置引流管。

腹部择期手术患者术后使用腹腔引流并不降低吻合口漏及其他并发症的发生率，且造成患者术后行动不便，不利于早期下床活动。因此微创手术术中出血少则不推荐放置引流管；对于存在吻合口漏的危险因素如血运、张力、感染、吻合不满意等情形时，建议留置腹腔或伤口引流管。

9. 导尿管的留置。

术后导尿管留置时间过长明显增加尿路感染的发生率，也不利于患者早期功能锻炼，降低患者的满意度，延长住院时间。提倡手术后24小时尽早拔除导尿管。对男性、高龄、麻醉时间≥3小时等尿潴留高危患者，可适当延长拔管时间；行经腹低位直肠前切除术的患者可留置导尿管2天左右或行耻骨上膀胱穿刺引流。

（三）术后康复与延续护理

1. 术后评估。

术后应评估患者的生命体征、意识状态、麻醉清醒状态及手术方式；术中用药和体位及皮肤完整情况。

2. 术后疼痛管理。

术后再次进行疼痛评估。疼痛控制标准：视觉模拟评分法（VAS，visual analogue scale）≤3分。推荐采用多模式镇痛方案，确保术后患者在无痛情况下早期经口进食及早期下地活动。

3. 术后恶心、呕吐的预防与治疗。

提倡使用两种止吐药以减少术后恶心、呕吐。可依据患者的高危因素使用其他措施降低其风险，包括使用丙泊酚麻醉诱导和维持、避免使用挥发性麻醉药、术中术后阿片类药物用量最小化及避免液体负荷过量等。

4. 术后营养及早期进食。

择期手术术后尽早恢复经口饮水、进食及早期口服辅助营养可促进肠道运动功能恢复，亦可降低术后感染发生率及缩短术后住院时间。术后麻醉清醒，患者即可开始进饮和进食，血压平稳时就可以停止输液治疗；当经口能量摄入少于正常量的60%时，应鼓励添加口服肠内营养辅助制剂，出院后可继续口服辅助营养物。

5. **术后早期下床活动。**

实现早期下床活动应建立在术前宣教、多模式镇痛及早期拔除鼻胃管、导尿管和腹腔引流管等，以及鼓励患者有自信心和有效控制疼痛的基础之上。推荐术后麻醉清醒即可半卧位或适量床上活动，无须去枕平卧6小时；术后第1天即可下床活动，建立每日活动目标，逐日增加活动量。

6. **术后康复功能锻炼。**

评估患者术后生命体征基本情况，推荐术后当日即可开始功能锻炼。循序渐进，实时锻炼。

7. **出院及健康教育。**

应制定以保障患者安全为基础的、可量化的、具有可操作性的出院标准。如恢复半流质饮食或口服辅助营养制剂；无须静脉输液治疗；口服镇痛药物可良好止痛；伤口愈合佳，无感染迹象；器官功能状态良好，可自由活动；患者同意出院。做好出院健康指导，包括服药、伤口护理、康复锻炼及自我照护。

8. **出院后延续护理。**

应加强患者出院后的随访，建立明确的再入院"绿色通道"。"个案管理师"或随访护士在患者出院后24～48小时内应常规进行电话随访及指导；术后7～10天应至门诊进行回访，伤口拆线、告知病理学检查结果、讨论进一步治疗和康复训练方案等。一般而言，ERAS的临床随访至少应持续到术后30天。

三、快速康复外科在骨科围手术期的应用

2018年1月中华医学会外科学分会和麻醉学分会共同制定了《加速康复外科中国专家共识及路径管理指南（2018版）》（以下简称《指南》）；2016年中华医学会骨科学分会组织骨科专家完成了《中国髋、膝关节置换术加速康复——围手术期管理策略专家共识》及后续的系列专家共识，为骨科围手术期实施ERAS提供了更规范的指引。骨折、关节置换等手术实施ERAS已初见成效。遵循《指南》和骨科专家共识的推荐指引，骨科围手术期全过程更注重患者术前咨询与健康教育培训、多模式镇痛管理、预防DVT（深静脉血栓）、围手术期血液管理；术中手术精准、微创；术中体温管理；术后疼痛评估与镇痛效果评价、术后"三早"（早期进饮进食、早期拔导尿管、早期下床活动与功能康复）；出院随访与延续护理。

（一）骨科快速康复路径

自门诊患者就诊、医师明确诊断拟手术治疗开始，直至患者术后功能康复为止。大致可分为手术前阶段、手术中和手术后阶段。

（1）手术前阶段：包括门诊接诊期、住院和手术前夜。

（2）手术中：入手术室直至麻醉复苏回病房前。

（3）手术后阶段：包括术后回病房、术后康复期、出院后康复期。

（二）骨科快速康复主要内容

1. 术前咨询与培训。

ERAS提倡对围手术期患者进行入院前咨询。因此对骨科确诊需要择期手术患者，至少入院前一周进行术前健康教育培训，如：面对面与患者交流及发放小册子、利用多媒体信息化手段等多种形式。在手术之前完成宣教，并且在整个治疗和康复过程中多次评价每一步措施。咨询及健康教育内容包括：

（1）介绍疾病的起因、发展和预后。

（2）围手术期全过程与注意事项。

（3）DVT预防与指导：筛查双侧足背动脉、腘动脉多发斑块；戒烟、视频宣教指导；抗凝、备弹力袜等。

（4）早期进食和下床活动的重要性。

（5）康复指导各阶段需要的时间及康复锻炼方法。术前康复教育可使骨科患者预先掌握功能锻炼的方法，使患者术后早期主动规范康复锻炼，可明显缩短首次主动规范功能锻炼达标的时间。

（6）告知患者预设的出院标准、随访时间和再入院途径（绿色通道）。

2. 评估与优化患者术前健康状况。

（1）入院时实施健康评估（包括基础疾病、自理能力等）、安全性评估（跌倒风险、DVT风险、全身相关性脏器功能评估）、预防感染（包括皮肤、足部、牙齿、泌尿道、呼吸系统功能评估与预防处理），建议术前一周戒烟和禁酒。

（2）营养与禁食要求：包括营养筛查、饮食营养平衡，避免饥饿。术前常规提倡口服碳水化合物，ERAS推荐术前2小时合理饮用糖盐水。严重营养不良患者实施术前肠内营养。

3. 预防深静脉血栓。

骨科患者术前使用抗血栓治疗。对VTE风险筛查中高危患者术前2～12小时使用低分子量肝素；备弹力袜、助行器、防滑鞋等。

4. 多模式预防性镇痛。

遵循ERAS，我国中华医学会骨科学分会专家共识尽早治疗疼痛，即从术前开始贯穿整个围手术期对患者疼痛进行管理及干预，从而降低外周及中枢神经敏感性，降低术后疼痛强度，减少镇痛药的需求。推荐骨科患者入院时疼痛评估＞3分将实施预防性镇痛及多模式镇痛管理。

5. **围手术期血液管理。**

（1）术前血液管理。术前贫血是外科术后并发症发生、死亡的独立危险因素。尤其对于骨科择期手术患者，术前需进行贫血筛查并及时治疗贫血。

（2）术中自体血回输。对于术中预计出血量达到总血容量10%或＞400mL时，建议采用自体血回输。

（3）术后血液管理。术后应密切观察患者切口及引流管引流量，监测血红蛋白水平和血细胞比容的变化趋势，酌情进行输血治疗。

（4）止血药物使用。氨甲环酸通过竞争性抑制纤溶酶原激活因子，使血浆中的纤溶酶原不能转变为纤溶酶，进而抑制纤维蛋白的溶解。骨科大手术静脉使用氨甲环酸能够显著降低术中、术后出血及输血量，并且不增加DVT的发生率。

6. **麻醉方式。**

骨科常用麻醉方式有神经阻滞麻醉、椎管内麻醉和全身麻醉等。单一或联合应用均安全有效；两种或两种以上麻醉方法联合应用可增加患者的舒适性，减少术中和术后的并发症。如单侧全髋关节置换术（THA，total hip arthroplasty）和全膝关节置换术（TKA，total knee arthroplasty）可在神经阻滞麻醉或椎管内麻醉下完成；预计手术时间长且失血量大，应选择全身麻醉下完成。而脊柱手术、骨恶性肿瘤手术和髋、膝关节修正术，通常手术持续时间长且复杂，应考虑行全身麻醉气管内插管和有创监测。

7. **微创手术方式的应用。**

骨科每种手术方式都有其各自的优缺点。随着快速康复理念的深入及手术方式的不断熟练，小切口手术作为一种微创技术，因其切口小、创伤低、术后康复快的特点，在临床上得到广泛应用。许多研究表明，运用小切口 THA 技术结合ERAS方案可缩短手术时间、减少软组织损伤、减少术中出血、快速康复，达到早期康复出院。小切口 THA 技术的实施要求术者熟悉髋部的解剖结构，精通手术器械的应用，掌握小切口手术的技巧。

8. **术中体温控制。**

手术室温度、麻醉、术中或术后输液及机体的低血流状态均可导致机体处于低体温状态。因此，ERAS推荐手术中及术后早期的保暖，可减少机体应激反应、降低低体温时的氧气需求、降低手术切口感染、促进康复。具体的措施：预先调节手术室环境温度不低于21℃（包括手术间和等候区及复苏间）、患者头部及下肢保暖、输注液体或血液制品加温至36℃、所有体腔灌洗液加温至38～40℃，应维持患者中心体温不低于36℃。

9. **术后镇痛及舒适管理。**

（1）ERAS 理念下多模式术后镇痛。包括使用持续硬膜外止痛、自控镇痛（PCA，patient-controlled analgesia）、口服止痛药、切口局部浸润麻醉等。术后患者疼痛VAS评分为1～3分可使用口服非甾体抗炎药（NSAIDs，non-steroid anti-inflammatory drugs）或选择性环氧化酶-2抑制剂镇痛。患者疼痛VAS评分＞3分，可采用多模式镇痛，即药物镇痛［特纳或凯纷/塞来昔布/丁丙诺啡透皮贴/艾司唑仑（舒乐安定）］+物理疗法［抬高患肢消肿、冷疗（冰袋、冷疗仪）］。骨科髋膝关节置换术后患者常规予以伤口冰敷治疗，减轻局部炎性及疼痛反应。另外采取多种方式镇痛，如术中精准麻醉技术、关节周围鸡尾酒疗法及术后使用股神经阻滞镇痛泵，均有良好镇痛作用。

（2）舒适管理。①术后恶心、呕吐的预防与治疗。术后恶心呕吐的风险因素：有术后恶心呕吐的病史、女性、不吸烟者、骨科手术时间＞60分钟、使用了吸入性麻醉或阿片类药物等。降低术后恶心呕吐的措施：采用局部麻醉（而不是全身麻醉）和使用丙泊酚来介导和维持麻醉效果（避免使用笑气和所有不稳定的麻醉药）、最小化阿片类药物的使用及控制液体输入量。另外，提倡使用两种止吐药以减少术后恶心、呕吐。②导尿管留置。术前进行床上排尿训练，入手术室前排空尿液。ERAS专家共识不推荐留置导尿管。不留置导尿管指征：手术不复杂、手术时间短、术中出血少，如单侧髋关节、膝关节置换术，下肢创伤骨折及关节镜手术等。术中观察膀胱充盈情况，必要时给予间歇性导尿。留置导尿管指征：手术复杂、术中出血量超过5%或＞300mL、手术时间不确定或＞1.5小时、需要观察尿量，如颈椎、腰椎、肩袖损伤，双侧髋关节、膝关节置换术，高龄患者手术伴有多种基础疾病等留置尿管患者术后24小时用充盈拔管法拔除导尿管。

10. 术后提倡"三早"。

（1）早期进食。骨科手术通常不涉及胃肠道，因此大多数患者术后数小时即可恢复经口进食。术后可按照苏醒评分和防御反射性评分评价患者清醒程度，患者清醒后进行吞咽功能评估无障碍即可进无渣饮品。

（2）早期活动。有研究报道将"术后早期下床活动"定义为"手术24小时内下床活动，手术后24小时在走廊内步行"。推荐在生命体征稳定、无痛情况下24小时内鼓励患者早期活动和下床行走。遵循"提高患者自信""尽早离床""安全而不加重疼痛""主动运动为主、被动运动为辅""适应性起步逐渐增量"的原则下，制订相对个体化方案。

早期活动应遵循以下评估流程与标准。①评估病情，与主管医师沟通是否下床；②评估生命体征，血压控制在正常范围；③疼痛评估：疼痛评分≤3级；④引流安全，管道固定妥善，伤口敷料无脱落；⑤肌力评估：肌力评分≥3级；⑥患者心理无恐慌、无害怕疼痛，能配合；⑦用药情况：是否使用易嗜睡药物；⑧环境安全、通畅。

英国南安普敦大学附属医院建议术后活动模型表为：①术后第1天床边坐1小时，2次/天，助行器下原地行走30秒。②术后第2天床边坐2小时，2次/天；助行器下行走100m。③术后第3天床边坐2小时，3次/天；行走100m，2次/天。④术后第4～5天床边坐2小时，3次/天；行走100m，4次/天。⑤术后第5天鼓励患者日常活动。⑥术后第6天鼓励患者自己穿衣服，完全独立活动，是否能走楼梯则需物理康复师进一步评估，患者逐步恢复到正常活动。

（3）早期康复锻炼。鼓励患者尽早开展康复锻炼，其前提是有效控制患者疼痛。康复训练方法包括肌力训练，平衡性训练，髋关节、膝关节活动度训练和步态训练。全髋关节置换术（THA）、全膝关节置换术（TKA）患者麻醉清醒后即可开展术后康复训练。①THA术后康复锻炼：屈髋锻炼—髋外展锻炼—伸膝和直腿抬高锻炼；②TKA术后康复锻炼：足踝锻炼—股四头肌等长收缩锻炼—直腿抬高锻炼—仰卧位屈膝锻炼—坐位屈伸膝关节锻炼—机器辅助运动；③教会患者使用助行器和拐杖。

11. 出院随访与延续护理。

出院预期标准：必须能在拐杖辅助下独立行走或更好；能独立上下床；能独立坐椅子和站起，患者接受出院。骨科专科护士或"个案管理师"通过软件、电话、短信、微信等方式与患者建立联系，进行出院随访及延续护理。①出院前与患者及家属共同制订出院后功能康复计划，一式两份，确定患者掌握肌肉、关节活动度康复训练方法。②告知患者伤口护理方法。③出院后继续口服镇痛药物予以镇痛管理。④指导患者掌握生活自理的方法。⑤详细告知延续护理联系方式，如电话、邮箱、微信、QQ等。要求随访护士每周远程随访至少1次，必要时家庭访视，进行现场指导和肢体关节活动度等功能评价。随访时间为6个月。⑥定期举办康复功能训练讲座及病友会，鼓励患者加入同类患者微信群或QQ群。⑦医院建立复查提醒、再入院"绿色通道"制度等。

◆ **参考文献**

胡玉丽，温晓红，徐菊玲，2017. 快速康复外科理念在髋部骨折术后早期活动中的应用进展 [J]. 护士进修杂志，32（22）：2041-2043.

江志伟，黎介寿，2016. 我国快速康复外科的研究现状 [J]. 中华胃肠外科杂志，19（3）：246-247.

江志伟，李宁，黎介寿，2007. 快速康复外科的概念及临床意义 [J]. 中国实用外科杂志，27（2）：131-133.

李凤华，苏亚妮，孙正明，等，2016. 院外延伸护理对人工全膝关节置换患者生活质量影响的研究 [J]. 创伤外科杂志，18（2）：89-93.

刘文辉，覃瑜芳，尹东，2016. 快速康复理念在全髋关节置换术的应用研究进展 [J]. 广东医学，37（23）：2635-3637.

孟安娜，谢菌，杨长青，2017. 加速康复外科理念在骨科患者术后镇痛的研究进展 [J]. 药学与临床研究，25（6）：515-519.

裴福兴，翁习生，2017. 现代关节置换术加速康复与围术期管理 [M]. 北京：人民卫生出版社，3-353.

石学银，俞卫锋，2015. 促进术后康复的麻醉管理专家共识 [J]. 中华麻醉学杂志，35（2）：141-148.

孙天胜，沈建雄，刘忠军，2017. 中国脊柱手术加速康复—围术期管理策略专家共识［J］. 中华骨与关节外科杂志，10（4）：271–279.

熊利泽，赵玉佩，2018. 加速康复外科中国专家共识及路径管理指南（2018版）［J］. 中国实用外科杂志，38（1）：1–20.

张扬，李国宏，刘敏，2016. 我国外科出院患者延续护理实施现状及建议［J］. 中华护理杂志，51（4）：409–412.

中华医学会骨科学分会，田伟，2016. 中国骨科大手术静脉血栓栓塞症预防指南［J］. 中华骨科杂志，36（2）：66–71.

周宗科，翁习生，曲铁兵，等，2016. 中国髋、膝关节置换术加速康复—围术期管理策略专家共识［J］. 中华骨与关节外科杂志，9（1）：1–9.

周宗科，翁习生，孙天胜，等，2017. 中国骨科手术加速康复—围术期血液管理专家共识［J］. 中华骨与关节外科杂志，10（1）：1–7.

Kehlet H，1997. Multimodal approach to control postoperative pathophysiology and rehabilitation［J］. Br J Anaesth，78（5）：606–617.

第二章

双前臂合并十指离断再植术
患者快速康复全过程护理

患者林某，男，46岁，因工作不慎双前臂合并十指被裁料机切压致离断畸形，由救护车送入我院救治，入院诊断：①右前臂完全离断；②右拇示中环小指不全离断；③左前臂不全离断；④左拇示中环小指不全离断；⑤失血性休克（代偿期）。

患者入院时神志清楚，T：36.6℃，P：76次/分，R：21次/分，BP：122/66mmHg，颜面、口唇苍白，四肢湿冷。专科情况：①左前臂远端离断（图2-1）、仅掌侧约6cm皮肤相连，左拇指末节、示中环小指近节平面离断仅掌侧皮肤相连（图2-2），指端无血运；②右前臂完全离断、右示中环小指自掌指关节处不全离断（图2-3），仅剩指蹼少许皮肤软组织相连，拇指指体挫伤严重，多处伤口，骨质、肌腱外露并缺损。

患者入院后予以抗休克处理，完善相关检查，开通绿色通道送手术室，气管插管全身麻醉下行"双前臂合并十指再植术"，术后予抗炎、抗痉挛、抗凝治疗及护理，经过快速康复功能训练等，患者双前臂十指恢复良好（图2-4），痊愈出院，生活能自理，回归家庭，回归社会。

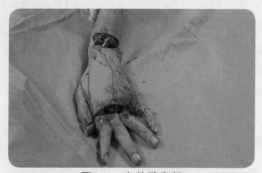

图2-1 左前臂离断

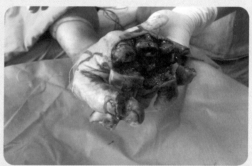

图2-2 左手各指离断

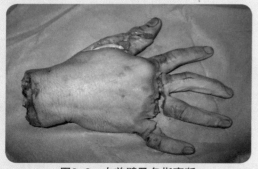

图2-3 右前臂及各指离断

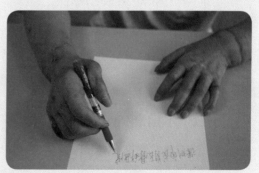

图2-4 双前臂十指恢复

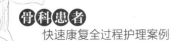
一、概念

断肢（指）再植术是对完全离断或不完全离断的肢（指）体，采用显微外科技术对其进行清创、血管吻合、骨折固定及修复肌腱和神经，将肢（指）体重新缝合到原位，使其完全存活并恢复一定功能的精细手术。

二、断肢（指）再植术的护理

（一）入院评估

1. 术前评估。

患者神志清，T：36.3℃，P：76次/分，R：21次/分，BP：113/59mmHg，头晕、颜面、口唇苍白，烦躁口渴，四肢湿冷，立即抗休克处理，予抗休克体位，静脉三通道加快补液，复方氯化钠注射液1 000mL及琥珀酸明胶注射液500mL静脉滴注并吸氧、保暖、交叉配血、心电监护及留置导尿管。

2. 专科评估。

左前臂自中下1/3不全离断，仅剩掌侧部分皮肤软组织相连，宽约3cm；左示中环小指自掌指关节处不全离断，仅剩掌侧少许皮肤软组织相连，宽约0.5cm；左拇指自末节中段不全离断，仅剩少许皮肤软组织相连，各伤口创缘不齐，挫伤重，可见骨质、肌腱外露并断裂，伤口活动性出血，污染重，左手各指末梢色苍白，干瘪，指体冰凉，活动障碍。右前臂自中下1/3处完全离断，伤口创缘不齐，挫伤重，可见骨质、肌腱外露并缺损，右示中环小指自掌指关节处不完全离断，仅剩指璞少许皮肤软组织相连，拇指指体挫伤重，可见多处伤口，可见骨质、肌腱外露并缺损，右前臂伤口活动性出血，污染重，右手各指末梢颜色苍白，干瘪，指体冰冷。

3. 辅助检查。

双上肢X线片结果示：左拇指远节指骨及示中环小指近节指骨离断、左前臂远段离断、右拇指近节指骨远段骨折及示中环小指近节指骨离断、右第一掌骨粉碎性骨折、右前臂远段离断、双肘关节未见明显外伤性异常。血常规结果示：红细胞计数3.15×10¹²/L，血红蛋白浓度97g/L，血细胞比容28.5%，血小板计数151×10⁹/L。

（二）术前准备

1. 创面及其断肢处理。

患者右前臂残端、左前臂及左手创面使用灭菌纱布棉垫包扎，右前臂离断的肢体予常温生理氯化钠溶液纱布覆盖，再用灭菌敷料包裹后放入无菌盘，双人核对患者及其离断肢体身份无误后做好标识，置入4℃手提冰箱冷藏。

2. **饮食指导。**

因患者伤口多，污染重，血管、神经、肌腱损伤多而且修复复杂，需要时间长，麻醉师团队根据患者情况选用气管插管全身麻醉及臂丛神经阻滞麻醉，为保证患者麻醉安全，防止误吸导致窒息，术前予以禁饮食。

3. **心理疏导。**

患者受伤后心慌、恐惧、焦虑不安，保肢愿望非常强烈，一直强调作为家里的顶梁柱，不想做没有手的废人，自己还属于青壮年，身上的担子还很重，不能成为家庭的拖累，不能成为社会的负担；其妻子见患者双前臂及十指受伤严重，出血多，也非常担忧患者有无生命危险、双前臂及手指能否成功保住、以后能否正常生活、工作。主管医生及科主任了解患者情况后，与患者及其家属沟通交谈，在言语方面坚定我们有实力有信心给患者做好断肢（指）再植手术及术后有专业治疗护理康复的团队，介绍了我们断肢（指）再植成功案例；在行动方面医护人员都在有条不紊地做好术前准备，为缩短手术时间，减少出血，降低手术风险，避免感染等并发症的发生，院部紧急会诊，汇集全院力量，安排3组手术团队同时手术，尽全力保障患者生命安全的情况下保住患者双前臂及十指。经过医护团队无缝隙的陪伴、交谈及心理疏导，患者双眼写满不放弃，坚信自己能够挺过去。家属也看到了希望，明白现在还不是伤心的时候，要做好患者的后盾，让他无后顾之忧地配合检查、治疗。

4. **疼痛管理。**

患者双前臂及十指多个创口，肢体肿胀、局部炎症反应引起疼痛，予以抬高双前臂促进静脉血液回流，减少胀痛；一边与患者沟通交流，耐心倾听患者的主诉，给予关心和安慰，一边加快术前准备工作，尽快送入手术室手术。

5. **启动绿色通道。**

患者入院半小时内开启绿色通道以最快的速度将右手完全离断的肢体送入手术室，先由第1组医生进行右手离断手指再植手术；随后患者完善术前准备后送入手术室，由3组医生共同为患者同时进行双前臂断肢及十指断指再植术。

（三）术中护理

1. **术前准备。**

（1）右前臂离断肢体由急诊护士先送入手术室，由第1组医生立即进行右手拇、示、中、环、小指再植手术，第1组护士配合手术。

（2）患者经绿色通道直接送入手术室，入室时患者精神不佳、诉头晕、双前臂疼痛，T：36.3℃，P：65次/分，R：20次/分，BP：110/60mmHg，加快补液，补充血

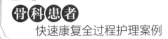

容量。

（3）第2组护士协助麻醉医生开始麻醉，第3组护士准备手术器械3套，器械台3个，分别给予双侧肢体和离断肢体的清创。

2. **手术体位。**

患者采用仰卧位，双侧患肢外展不超过90°，在气管插管全身麻醉下行双前臂断肢再植术、十指断指再植术。

3. **管道管理。**

双侧下肢已建立外周静脉通道2条，在麻醉后留置导尿管，手术完毕患者右前臂放置负压引流管1条，做好管道二次固定及粘贴标识。

4. **液体管理。**

（1）做好输血安全核查，共输入去白细胞悬浮红细胞16U，血浆400mL。

（2）放松气压止血带时，要加快输液速度，密切关注出入量。

（3）为防止伤口静脉血栓形成，手术中配置0.9%氯化钠注射液50mL+肝素钠注射液12 500IU，用于吻合血管时冲洗血管断端。

5. **感染预防。**

为防止伤口感染，术中输注抗生素0.9%氯化钠注射液100mL+头孢唑啉2g静脉滴注共3组。

6. **压疮预防。**

（1）麻醉后在双侧上肢绑上止血带袖带，使用袜套做衬垫，包裹平整，松紧程度以能伸入2个手指为宜，手术结束松开止血带时不能双侧同时放松，松开时密切观察患者血压变化。

（2）评估手术时间长，在手术床上垫啫喱垫，保持床单干洁平整。

7. **低体温预防。**

（1）手术中使用加温的输注液和伤口冲洗液。输注去白细胞悬浮红细胞采用输血加温仪。

（2）手术中实施体温的监测，在腋窝处放置感应式体温监测探头，密切观察患者的体温变化，确保体温保持在36℃以上。

（3）术中采用充气式保温毯覆盖下半身，防止体表皮肤暴露而导致体温下降，术中保持颈部、胸部非手术部位的覆盖。

8. **器械管理。**

（1）术中3名洗手护士分别各负责1个手术台，器械、物品分别清点，洗手护士采用划线笔和无菌纸记录器械和物品数量，洗手护士与巡回护士对添加的物品时时记录。

（2）洗手护士将普通器械与显微器械分区放置，传递时轻拿轻放。显微缝针非常细微，每个器械台配备磁吸针盒回收缝针，清点数量并检查其完整性，严防缝针遗留切口内或丢失。

9. 术毕护理。

（1）麻醉医生、手术医生及巡回护士3方共同完成患者过床，麻醉医生负责保护头颈部，一名手术医生负责托扶一侧患肢，另一名手术医生负责托扶另一侧患肢，利用过床板平移患者的身体，巡回护士负责托抬患者双腿。

（2）搬动时，双侧上肢要略高于心脏水平，利于血液回流。

（3）由麻醉医生、手术医生及巡回护士共同护送至ICU。

（四）术后护理

1. 生命体征观察与处理。

（1）因术前失血多和麻醉的作用，血容量不足，心搏出量减少，导致血压下降、休克。低血容量易造成周围血管，特别是微小血管的痉挛，并使吻合的血管发生栓塞，贫血使再植的肢体缺氧，两者都直接影响再植肢体的存活。

（2）术后监测生命体征，及时补充血容量，矫正贫血；术后患者血压84/43mmHg，面色、唇色苍白；血常规示：血红蛋白浓度66g/L；予以特级护理，严密观察患者意识，密切监测生命体征，交叉配血，加快补液，输同型去白细胞悬浮红细胞10U，血浆400mL，增加血容量。记录24小时出入量，观察伤口引流管引流液的量、颜色和敷料渗血渗液情况。经过处理后患者收缩压维持在106～125mmHg，舒张压维持在60～69 mmHg；血常规示：血红蛋白浓度106g/L，患者面色、唇色由苍白转为红润。

2. 病房环境管理。

将患者安置在再植再造病房，室温控制在25～27℃，相对湿度50%～60%，保持病房安静、整洁，通风2次/天，30分/次；空气消毒3次/天，60分/次；禁止吸烟，术后1周限制探视。

3. 体位管理。

患者术后绝对卧床1周，平卧位，双上肢略高于心脏水平，外展15°，双侧患肢予25W烤灯照射保暖，灯距40cm，患指覆盖无菌纱布块，避免造成局部温度过高，甚至烫伤。卧床期间患肢避免大幅度翻身及患侧卧位、起坐或下地。指导抬臀运动，2小时更换1次水垫，减缓臀部受压，预防骶尾部压疮。

4. 饮食指导及营养管理。

（1）患者术后神志清，评估吞咽功能正常，有饮食意愿，试饮水30mL，无呛咳、恶心、呕吐，予流质饮食，进食肉汤、米汤、菜汤、炖蛋汤、温热高钙高蛋白牛奶及雪梨、苹果汁。术后第3天转半流质饮食，进食烂面条、菜末粥、馄饨、肉末糊、菜泥及苹果泥、温热高钙高蛋白牛奶。术后第5天随着患者病情稳定，肢体活动量大，饮食也从半流质逐步过渡到普食，进食牛肉、鸡肉、排骨、米饭、新鲜蔬菜、火龙果、苹果，以供给更多能量营养全身，修复伤口。

（2）患者术后白蛋白21.7g/L，球蛋白15.8g/L，总蛋白37.5g/L，较正常偏低，予人血白蛋白注射液20g静脉滴注，增加血容量和维持血浆胶体渗透压，防止低蛋白血症。

5. 疼痛管理。

患者双前臂及十指创伤严重，多个手术创口，肢体肿胀、局部炎症反应引起疼痛，术后患者数字疼痛评分法（NRS, numerical rating scale）评分7分，予以使用镇痛泵，指导患者放松心情，听舒缓音乐、看电视分散注意力；并向心性按摩双上臂、按揉捏拿肩背部，缓解肌肉酸痛。经过处理后数字疼痛评分为3分，住院期间疼痛得到较好控制。

6. 再植肢体血液循环管理。

双前臂、十指再植术后的颜色、皮温、组织张力、毛细血管反应等可反映再植术的成功与否，因此应密切观察再植肢（指）体的变化情况。

（1）皮肤颜色。再植肢（指）体的皮肤颜色是红润，与健侧皮肤颜色相一致。该患者术后每小时观察双前臂十指末梢皮肤颜色，护理团队通过1周密切的血运观察得出：①双手拇示中环指均为红润。②左、右小指皮肤颜色有异常：术后第2天左小指末梢颜色由红润转为暗红；术后第3天左小指末梢颜色由暗红转为微紫，同时右小指末梢颜色由红润变为苍白，立即报告医生，经过补充血容量、局部及静脉使用解痉挛药物后右小指末梢颜色好转，由苍白转暗红，术后第5天，右小指皮肤颜色转红润；术后第7天左小指颜色转为暗红。

（2）皮肤温度。再植肢体由于失去神经支配，温度调节功能丧失，极易受到外界温度的影响，予保暖措施及皮温监测。术后1周每小时监测患者十指末梢皮肤温度，双手拇示中环指术后1周均为正常。左、右小指皮肤温度有异常，具体情况如下：术后第3天，左小指皮肤温度较拇示中环指低，同时右小指皮肤温度较拇示中环指低，经过补充血容量、局部及静脉使用解痉挛药物后当天好转；术后7天恢复正常。

（3）组织张力。即双前臂及十指恢复血液循环后的饱满程度及其弹性。术后每小时观察患者十指末梢组织张力情况，左手各指及右拇示中环指有轻度肿胀、弹性好，张力正常。术后第3天右小指发生动脉危象，张力降低，皮纹加深，经过补充血容量、局部及静脉使用解痉挛药物后当天好转，右小指张力恢复正常。

（4）毛细血管充盈时间。用消毒棉签轻压双手十指的甲床、指腹，颜色变白，去除压迫后颜色变为红润，其间所需的时间称为毛细血管充盈时间，正常为1～2秒。毛细血管充盈时间，很少受外界因素的干扰，对临床判断再植组织有无血液循环具有直接的价值。术后每小时检查患者十指毛细血管充盈时间：双手拇示中环指术后1周毛细血管充盈时间为2秒，左、右小指有异常，具体情况如下：术后第3天左小指毛细血管充盈时间偏快，<2秒；同时右小指动脉供血不足，毛细血管充盈时间延迟至5秒。经过补充血

容量、局部及静脉使用解痉挛药物后右小指毛细血管充盈时间当天好转；术后第5天，右小指毛细血管充盈时间恢复正常；术后第7天左小指毛细血管充盈时间转为正常。

7. 早期活动与功能康复。

术后早期功能锻炼，可有效减少术后粘连，防止肌肉萎缩，增强肌力。断肢（指）再植术后的康复分为早期、中期和后期三个阶段。

（1）早期康复治疗（0～4周）。主要目的是配合临床预防感染，促进血液淋巴循环，维持修复血管畅通，加速消肿，加速组织愈合。①术后第2天开始双上肢主动做静力性收缩运动，利于静脉和淋巴回流，减少局部水肿。向心性按摩双上臂、按揉捏拿肩背部，以松动肌肉增加患者舒适度。双下肢进行各关节的最大限度主被动运动、踝泵运动、直腿抬高运动、股四头肌舒缩运动、屈膝活动各3次/天，15分/次，防止深静脉血栓及肌肉萎缩。②术后2～4周：双肩关节功能锻炼，进行内收、旋前旋后、外展、上举运动各3次/天，15分/次，预防肩关节僵硬。双前臂早期康复是以手法按摩、肌肉主动收缩及受累关节制动为主，物理治疗为辅的方法：a.双前臂、十指再植术后第10天，再植肢（指）体已基本成活，手臂肌肉主动收缩训练，3次/天，15分/次。b.予以红外线、激光治疗，中频脉冲电及低频脉冲电治疗。

（2）中期康复治疗（4～6周）。目的控制水肿，防止关节僵硬和肌腱粘连，练习双手十指屈伸，握拳等动作。①主动运动：在护士的帮助下固定一关节，主动屈伸另一关节，每次屈伸，使其达到最大限度；在固定范围内，对腕关节、掌指关节、指间关节进行主动练习，3次/天，15分/次，逐渐加大活动量；进行拇指外展、内收运动、对掌、对指、握拳、松拳的主动功能训练，3次/天，15分/次。②被动运动：康复师经过评估后进行腕关节、掌指关节、近指间关节、远指间关节的功能训练，动作轻柔，幅度由小到大，每周递增，2次/天，1时/次。

（3）后期康复治疗（6～8周及以后）。增强双前臂、十指的肌力，强化日常生活的手功能，手指的灵巧性，手指的感觉，加强重返工作岗位的职业康复训练。①主动运动：患指主动运动内容为掌指、指间关节活动及对掌、对指、勾指、握拳、松拳等，3次/天，每次每个动作6～10次。②被动运动：术后6周拔除手指克氏针，在康复师指导下进行患指指间关节和掌指关节的被动运动，拔除双前臂克氏针后，康复师予以腕关节松动训练，动作轻柔，速度宜慢，逐渐加大力量，2次/天，1时/次。③抗阻力性运动：术后8周采用从轻到重的分级抗阻训练进行抗阻力运动，同时佩戴抗阻力作用的动力型支具。④肌力的锻炼：a.双手臂肌肉主动收缩运动，十指抓握物件、屈伸活动，3次/天，15分/次；b.用握力器及捏握皮球训练手指屈肌和握力，3次/天，15分/次；抓哑铃，力量由轻到重，做不同的屈伸、内收、外展活动，3次/天，15分/次。⑤虎口开大训练：牵拉拇指，在患者自己大腿上撑压，3次/天，15分/次，防止虎口挛缩。⑥感觉功能训练：包括触觉训练、温觉训练、复合感觉训练。a.触觉训练：用铅笔橡皮头叩击患者掌侧皮肤，并反复闭眼—睁眼—闭眼，用心体会刺激与否的感觉差异，3次/天，10分/次。b.温觉训练：在两个小瓶内分别装入冷水和温水，用患指分别触摸两个小瓶，睁眼—闭眼，用心体会冷热差异，3次/天，10分/次。c.复合感觉训练：在触觉和温觉有所恢复后进行，将螺钉、六角螺帽、钥匙、扣子、硬纸板、小木块、笔帽、瓶盖和橡皮等物件放入箱内，由患者触摸，辨认后取出对照，活动由简单到复杂，3次/天，10分/次。⑦日常生活动作训练：训练右手用勺吃饭，训练穿衣、系扣、穿鞋、系带，达到生活完全自理为止；训练对指功能，练习捏皮球、旋螺丝钉、拧瓶盖，3次/天，30分/次；用纽扣、橡皮、曲别针、铜钱一组大小不同的物体从大到小进行对掌捏起物件的练习。⑧作业疗法：训练患指动作的灵活性、稳定性和精确性，进行拍球、投球、接球、用汤匙、写字及梳头练习，3次/天，30分/次；训练两手协同操作的能力，进行打结、解结、打字练习，3次/天，30分/次；手工艺的制作：书法、绘画、编织；娱乐活动：打牌、下棋。⑨技能训练：练习书写、使用算盘、计算机的操作、拆装螺丝与螺帽。

8. 伤口管理。

伤口感染可直接影响再植肢（指）体的成活，严重时还可危及患者的生命。做好预防感染的工作。

（1）术中严格无菌操作，彻底清创，伤口放置引流管，并应用抗生素预防感染。

（2）患者卧床期间双前臂、十指伤口早期渗血渗液多，浸湿敷料每天予以换药，换药前病房空气消毒1小时后再由3名医护人员配合给患者床边换药，1名护士戴上无菌手套托扶患肢手臂及手背，1名医生双手戴无菌手套握无菌镊进行伤口清洗消毒，1名医生负责冲洗、采伤口分泌物做细菌培养，每天拍照对比伤口及周围皮肤肿胀及血运情况。

（3）每日更换患肢护理垫，保持伤口敷料干燥、清洁，避免感染。

9. 管道管理。

术后患者右前臂伤口留置负压引流球，引流管固定通畅，引流出暗红色血液，术后总引流量约150mL，引流管无堵塞、漏气、折管，观察引流液的颜色、性状及量无异常并每班做好出量的记录。术后第2天引流量30mL，换药时拔除负压引流球。

10. 用药管理。

患者术后使用低分子右旋糖酐扩充血容量，静脉注射头孢唑肟及左氧氟沙星注射液抗炎，静脉注射桂哌齐特注射液预防血栓形成，使用山莨菪碱及盐酸罂粟碱缓解平滑肌痉挛，使用奥美拉唑护胃，肌内注射鼠神经生长因子营养神经，用药期间密切观察患者用药后反应，有无皮肤黏膜出血、皮肤过敏瘙痒，有无出现排尿困难、注射部位肿胀疼痛等情况。

11. 睡眠管理。

患者因手术后伤口疼痛，被迫平躺、睡姿固定，对手术预后的担忧，环境的改变及夜间的治疗而导致睡眠欠佳，不易入睡，易醒。采用镇痛泵镇痛、倾听患者喜爱的音乐转移注意力减少伤口疼痛；予以腰背部按摩3次/天，15分/次，缓解腰背酸痛；给予心理疏导，减少患者的担忧；合理安排治疗及护理，尽量集中，避免打扰患者休息；白天合理安排睡眠时间，夜间巡视病房时，开夜灯，操作时做到"四轻"；做好睡前个人卫生，确保身体清爽、温暖和舒适，每晚一瓶高钙温牛奶，睡前口服安定片2片，有助于睡眠。

12. **排泄管理。**

（1）排尿管理。患者术前留置导尿管，引流出淡黄色澄清尿液，术后记24小时尿量，观察尿色为澄清淡黄色尿液、量及其性状未发现异常，指导患者每天饮水2 000mL，拔除导尿管后，患者自行排尿通畅。

（2）排便管理。患者术后2天未解大便，评估患者既往大便习惯正常，每天1次，术后因卧床活动量减少，肠蠕动减慢，食量少，导致排便次数有异常。协助患者饮水2 000mL/天，进食火龙果、苹果汁，指导做提肛运动，30次/天，腹部顺时针按摩，术后第3天患者能自解大便。

13. **预防并发症。**

（1）血管危象的预防。再植手术成功与否取决于术后是否发生血管危象。血管危象的高发时段为夜间和凌晨，多发生在0:00—5:00，患者在深睡眠期，基础代谢率低，夜间迷走神经张力增高，小血管处于收缩状态，血流缓慢，凌晨室温下降易导致动脉痉挛；机体疲劳，夜间熟睡后，体位不易控制，易压迫肢体造成血液回流缓慢或使血管受牵拉出现反射性痉挛。因此，护士要加强夜间巡视，及时纠正不正确体位，检查烤灯情况，有效杜绝夜间血管危象发生。

（2）伤口感染的预防。患者双前臂及十指离断再植，伤口多，术后感染的预防要十分重视。首先在术中做好彻底清创，伤口放置引流管，返回病房后伤口换药前空气消毒1小时，换药过程中始终予以无菌操作，有渗血渗液浸湿敷料及时更换，保持伤口敷料干洁、床单元的清洁干净；术前30分钟及术后使用抗生素防感染；查C反应蛋白、血沉、降钙素原、细菌培养等感染指标，根据检查结果调整用药；注意保暖，避免空调风口直吹，出汗后及时擦干，避免感冒；如有高热，应打开伤口观察是否局部感染。当感染严重并危及患者生命时，应将再植肢（指）体截除。

三、患者结局

患者良好的结局对提高断肢（指）再植术后患者的生存质量和社会功能，增强患者的自我效能感具有重要意义。

1. **患者体验。**

患者双前臂及双手十指伤情严重，辗转2家医院后来到我院，得知医护团队再植技术精湛，对医生和护士非常信任，配合医护人员迅速完善术前准备。术前、术后医护人员无缝隙的密切观察、陪伴与鼓励大大缓解了患者受伤后在心理上的恐惧；术后予以专人护理、住单人病房，舒适的环境，保证患者术后良好睡眠；患者卧床期间每天输血、大量输液、换药、抽血等各种治疗护理，医生和护士都是尽心尽力，患者非常感谢医护团队的辛苦付出；患者存在疑问、需要倾诉时，科主任、管床医生及护士都能及时查房并发现、解决。康复期间康复师细致的功能康复训练安排，给患者的康复提供了很重要的帮助。住院期间邀请外院很多专家教授进行会诊讨论，患者常常得到专家及医院领导耐心解释及鼓励，使患者感到被重视；患者最终康复出院回归家庭，回归社会，重新走上消防安全管理工作岗位，怀着感谢感恩的心为医护人员制作锦旗3面。

2. 疾病转归转介。

（1）患者术后卧床1周，再植双前臂及双手十指全部存活，术后第8天离床活动。

（2）术后第2周康复医生介入康复治疗，第6周转入我院康复科进一步治疗，患者在康复科进行规范系统康复治疗，至出院时双前臂及双手伤口愈合，恢复部分手功能，能自理生活。

四、延续护理

患者出院前，由手术医师、康复治疗师、责任护士共同为患者制订双上肢功能康复训练方案，具体居家康复指导如下：

1. 双前臂、十指功能锻炼。

（1）手部锻炼。进行手部握拳、摆掌、伸掌、五指外展内收功能锻炼，避免手部旋转，逐渐增加锻炼强度。

（2）肩部功能锻炼。进行肩关节六个方向内收、外旋、前屈、外展、上举下垂活动，肩部肌肉各方向对抗性锻炼。

（3）肘部功能锻炼。进行肘关节最大关节活动范围主被动屈伸活动，加强肘关节抗阻训练，改善肌力。

（4）腕部锻炼。进行腕部掌屈、背伸、尺偏功能锻炼，断端明显骨痂形成后，加大腕关节屈伸活动范围，进行腕关节抗阻力锻炼。

2. 关节保护技巧训练。

（1）用手掌挤牙膏，不用手指挤牙膏。

（2）用双手或掌心握持较重物体，避免用单手或手指的关节握重物。

（3）用双手托住碗碟，避免用手指尖抠住碗碟。

（4）用掌心加压的方式转动瓶盖，避免用手指转动瓶盖。

（5）双手掌加压挤干毛巾，避免用手指拧干毛巾。

（6）用大关节或较强健的关节提重物，避免用手指提重物。

五、反思

1. 双手小指血运障碍的观察。

患者双前臂离断再植及十指离断再植两个断面同时再植，术后血运的观察是关键。护士对该患者双小指出现血管危象及时发现并第一时间报告医生，主管医生立即进行处理并密切关注。双手小指都出现血运障碍是偶然还是必然？为什么都是小指呢？从每个手指的解剖情况看，双手小指是否存在一些弱势？经过查找书籍文献发现：

（1）掌背动脉出现率和外径解剖学对比如表2-1，第四掌背动脉比第一、第二、第三掌背动脉出现率低，第四掌背动脉外径比第一、第二、第三掌背动脉细，所以第四掌背动脉对于环小指的供血比其他各指弱。

表2-1 掌背动脉出现率和外径

掌背动脉	出现率/%	外径/mm	
		均数	范围
第一掌背动脉	100	0.9	0.4~2.6
第二掌背动脉	100	0.8	0.2~2.4
第三掌背动脉	100	0.6	0.4~1.6
第四掌背动脉	98	0.5	0.2~0.8

（2）每个手指均有掌侧和背侧对称分布的4条动脉，即2条指掌侧固有动脉和2条指背动脉。指掌侧固有动脉管径粗大，是手指的主要供血来源，手指掌侧固有动脉外径如表2-2，拇指、示指和中指的尺侧指固有动脉，环指、小指桡侧指固有动脉为各指的优势动脉，环指、小指优势动脉比示指、中指优势动脉细小，小指尺侧指固有动脉外径比其他手指细小。

表2-2 指掌侧固有动脉外径

测量部位	拇指/mm		示指/mm		中指/mm		环指/mm		小指/mm	
	桡侧	尺侧	桡侧	尺侧	桡侧	尺侧	桡侧	尺侧	桡侧	尺侧
掌指关节	1.2	1.5	1.4	1.6	1.5	1.7	1.6	1.4	1.6	1.1
近侧指骨间关节	1.0	1.3	1.2	1.5	1.2	1.4	1.3	1.1	1.3	0.8
甲根部	0.8	1.0	0.9	1.1	0.8	1.0	0.9	0.8	0.8	0.5

（3）指背动脉：较细小，拇指指背动脉有2支，即拇指桡侧指背动脉和拇指尺侧指

背动脉。拇指桡侧指背动脉为桡动脉腕背段的分支，外径约为0.7mm；拇指尺侧指背动脉为第一掌背动脉的分支，外径为0.8mm左右。示指、中指、环指和小指指背动脉，为各掌背动脉在指蹼处分出的2支细小动脉，分布于近节指背，并与指掌侧固有动脉有交通吻合。小指尺侧指背动脉为尺动脉腕背支的恒定分支，外径为0.5mm。第四掌背动脉比其他掌背动脉细小，得出小指的指背动脉也是比较细小。从以上动脉血管解剖学数据得出双小指动脉血管比其他手指血管都细，供血方面比其他手指弱，发生血运障碍的概率会更大。

2. 医护及康复团队合作是手术成功的关键。

20世纪60年代以来肢体离断再植的报道和资料显示我国在再植技术方面处于世界领先水平。据不完全统计，世界十指完全离断再植成功临床报道33例，其中我国有28例，十指及双前臂同时离断临床罕见，据现有资料，十指及双前臂离断再植全部成活的例子，世界上没有过报道，此例手术是世界首例，手术难度前所未有，此案例术中吻合血管67条，神经28条，肌腱74条，使用缝合针166枚，输入去白细胞悬浮红细胞16U，血浆400mL；20名医生、12名护士共同完成，手术历时11小时45分钟；术后特护团队及主管医生在术后1周每天24小时无缝隙连续治疗护理，不仅成功保住患者双前臂及十指，还经过康复团队快速康复功能训练，把手术治疗护理和康复训练相结合，尤其是双前臂及十指稳定后，肌腱松解手术及功能重建术与康复功能训练相结合，使患者双腕及双手恢复大部分功能，让患者回归家庭，走上工作岗位，回归社会。患者满意，家属满意，医护人员满意。

✦ **参考文献**

陈国良，2005. 手指再植与再造［M］. 1版. 北京：人民卫生出版社，82-125.

陈连娣，区洁崧，黄艳萍，等，2018. 延续性护理对手外伤患者术后功能康复的效果评价［J］. 中国医药科学，8（14）：152-155.

高小雁，2015. 积水潭手外科护理与康复［M］. 1版. 北京：人民卫生出版社，148-231.

和艳红，安丙辰，2014. 骨科疾病术后康复［M］. 1版. 郑州：河南科学技术出版社，76-94.

娄湘红，林玲，2017. 手外科疾病护理与康复［M］. 1版. 南京：江苏凤凰科学技术出版社，068-073.

王澍寰，2011. 手外科学［M］. 3版. 北京：人民卫生出版社，454-505，792-793.

徐春娟，夏培，魏向丽，2015. 断指再植患者的心理分析及干预［J］. 实用手外科杂志，29（4）：458-459.

杨东兴，于志军，吴杰，等，2015. 断指再植术围手术期的临床护理［J］. 实用手外科杂志，29（2）：221-223.

杨朝辉，陈钢，2012. 手外伤术后社区和居家康复训练［M］. 1版. 武汉：华中科技大学出版社，34-37.

第三章

全手皮肤脱套伤多块皮瓣组合移植术
患者快速康复全过程护理

　　患者朱某，男，21岁，因工作时右手不慎被机器滚筒压伤，致右手腕掌关节远端全手皮肤软组织撕脱离断，毁损，以"右手全手皮肤脱套伤"收住入院。

　　患者入院时T：36.9℃，P：86次/分，R：20次/分，BP：137/87mmHg。神志清楚，右手于腕掌关节远端、深筋膜浅层，全手软组织（包括皮肤、皮下组织、血管、神经、甲床）脱套离断（图3-1），掌骨及指骨完全外露，屈、伸肌腱连续性大部分存在，局部撕脱断裂，手内肌挫伤严重，脱套软组织结构紊乱，毁损（图3-2）。

　　患者入院后急诊送手术室在臂丛麻醉下行右手清创、创面负压封闭引流技术（VSD，vacuum sealing drainage），术后给予抗感染及预防应激反应治疗。6天后在右臂丛麻醉和腰硬联合麻醉下行"游离双足跖甲瓣修复右拇指、右示指，游离左股前外侧皮瓣修复右手掌及中环小指创面术，游离右股前外侧分叶皮瓣修复双足创面术"（图3-3）。术后给予卧床、保暖、心理护理、抗炎、抗凝、抗痉挛、止痛等治疗，患者右手及左、右足皮瓣成活，痊愈出院（图3-4）。

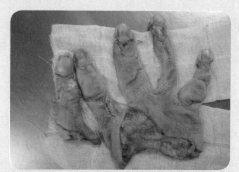

图3-1　右手全手软组织脱套离断

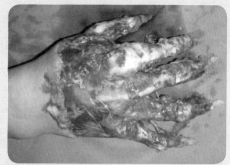

图3-2　右手全手皮肤脱套后创面情况

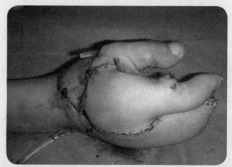

图3-3　右手多块皮瓣组合移植修复创面术毕情况

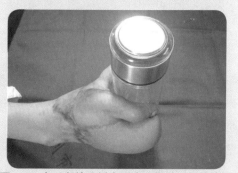

图3-4　右手多块皮瓣存活未分指前手握持情况

一、概念

全手皮肤脱套伤是手部在遇到外来暴力、滚筒碾压时，机体保护性的条件反射、强力回缩，而造成皮肤、皮下筋膜、血管、神经甚至骨和肌腱均呈套状撕脱。其损伤特点是创缘不齐，挫伤重，撕脱的皮肤、血管、神经、肌腱、骨关节不在同一个平面，同时血管内膜挫伤严重，甚至动脉、神经抽出。损伤层次为手背侧从深筋膜浅层撕脱，手掌侧从掌腱膜的浅层撕脱，手指部的皮肤则在指屈腱鞘和指伸肌腱的浅层撕脱。随着显微外科技术的发展，采用游离多块皮瓣组合移植修复脱套伤，逐渐成为治疗全手皮肤脱套伤的主流方法。

二、全手皮肤脱套伤多块皮瓣组合移植术的护理

（一）术前评估

1. 术前评估。

患者T：36.7℃，P：78次/分，R：20次/分，BP：126/69mmHg。评估患者呼吸、循环、排泄功能正常，无吸烟、饮酒史。

2. 专科评估。

该患者右手外观畸形，腕掌关节以远、深筋膜浅层，全手软组织脱套离断，掌骨及指骨外露，屈、伸肌腱连续性大部分存在，各手指末节部分黑紫，创面新鲜、红润，未见异常分泌物，右手活动受限。

3. 辅助检查。

该患者血型是B型Rh阳性，术前常规结果：血红蛋白偏低126g/L，谷氨酸氨基转移酶偏高55.5U/L，门冬氨酸氨基转移酶偏高61.9U/L，C-反应蛋白偏高23.93mg/L，血沉偏高：40mm/h。右手X线片结果示：右手掌指骨未见明显骨折。右手创面分泌物细菌培养结果示：无细菌生长。

（二）术前准备

1. 皮肤准备。

（1）右手受区准备。右手皮肤脱套创面行VSD覆盖术，负压调整到4~8kPa，引流通畅，引流出暗红色液体，无异常气味，术后每天在无菌操作下更换引流瓶，创缘皮肤无红肿、创面无感染，为皮瓣移植提供良好的移植床。

（2）双侧大腿、双足供区准备。①评估患者双侧大腿、双足皮肤无破溃、皮疹、

毛囊炎、瘢痕；②不在双下肢抽血或输液，以免引起血管损伤和炎症；③术前3天指导患者用温水泡洗双足皮肤，彻底清洗趾甲缝、皮纹内污垢，清洗时避免皮肤破损；④术前1天协助患者修剪双足趾甲，剃去双下肢毛发。

（3）配合医生做好手术部位标记。

2. 血管定位。

护士术前协助医生在患者双侧股前外侧区域进行多普勒血流探测术前穿支血管定位，并用记号笔在该体表做好手术标记，告知患者，切勿将画线标记擦掉。

3. 疼痛管理。

该患者右手全手皮肤脱套，创面大，间断出现伤口疼痛，NRS评分5～7分；夜间入睡困难。

（1）护士与家属一起倾听患者的主诉，了解患者担心今后致残丧失劳动能力，指导其听自己喜爱的音乐，转移注意力，缓解其心理因素引起的疼痛。

（2）术前3天遵医嘱静脉注射氟比洛芬酯注射液50mg，2次/天，NRS评分降至2～3分。

（3）术前晚22:00遵医嘱肌内注射安定注射液10mg，22:45患者正常入睡。

4. 饮食管理。

术前暂禁食8小时、禁饮2～4小时。

5. 心理疏导。

患者为年轻男性，因突如其来的意外，在心理上很难接受，担心今后致残丧失劳动能力，表现出恐惧和紧张，护士主动与患者进行交谈，安抚患者情绪，告知患者采用游离多块皮瓣组合移植是修复全手皮肤脱套伤的主流手术方法，并向患者介绍手术成功病例，讲解手术方式、术后注意事项，使其充分了解治疗方案，消除顾虑，减轻恐惧心理，树立信心，主动配合治疗。

6. 康复指导。

（1）术前呼吸功能训练。讲解术前呼吸功能训练的作用，并教会患者深呼吸的方法，20次/组，3组/天。呼吸功能训练完后，练习胸腔深部咳嗽方法，20次/组，3组/天。

（2）床上排便训练。患者术后需绝对卧床休息7～10天，术前指导患者床上使用大小便器，防止术后因绝对卧床而引起尿潴留或便秘。

7. 术前访视。

（1）术前1天，巡回护士到病房查看病历资料，了解患者整体情况、术式及特殊要求，做好术前准备工作。

（2）巡回护士到病床旁访视患者，评估患者供区双下肢及双足姆趾皮肤无挛缩和畸形，无骨折及局部感染情况。

（3）告诉患者如术中感到胸闷、心慌呼吸困难、全身皮肤瘙痒、冒汗等不适，要及时告知医护人员。

（4）参加手术医生术前讨论，针对多块游离皮瓣手术护理的特殊性和复杂性，安排具有较强责任心的高年资护理人员，配备洗手护士2名，巡回护士2名，控制手术间参观人员，术中做好皮瓣、缝针、止血带管理。

（三）术中护理

1. 术前准备。

（1）核对患者姓名及手腕带、住院号、性别、年龄与手术通知单、手术病历信息相符。

（2）确认患者供区（4处）均有手术标识、携带X线片、CT片、术中抗生素药物无误。

2. 手术体位。

患者采用仰卧位，上肢外展不超过90°。在腰硬联合+臂丛麻醉下行游离双足蹬甲瓣修复右拇指、示指，游离左股前外侧皮瓣修复右手掌及中环小指创面术，游离右股前外侧分叶皮瓣修复双足创面术。

3. 管道管理。

术前巡回护士选择左侧上肢建立外周静脉通道1条，腰硬联合麻醉后留置导尿管，手术完毕右手皮瓣放置引流管1条，做好管道二次固定及粘贴标识。

4. 感染预防。

为防止伤口感染，术中输注抗生素0.9%氯化钠注射液100mL+头孢曲松钠2g静脉滴注2组。

5. 压疮预防。

（1）麻醉后给予留置导尿管，在患者右上臂上1/3处绑止血袖带，使用袜套做衬垫，包裹平整。

（2）消毒铺巾后双下肢大腿中上1/3处扎上无菌止血带袖带，使用无菌治疗巾做衬垫，上肢压力调节收缩压+50～70mmHg，时间≤60分钟；下肢压力收缩压+100～150mmHg，时间<90分钟。充气前抬高患肢促进血液回流，止血带的松紧度适宜，松止血带时密切观察患者血压变化。

（3）分别在枕部、肩胛部、骶尾部给予啫喱垫减压，床单保持整洁无皱褶，避免损伤臂丛神经，防止局部长时间受压，定时活动健侧上肢、背部受压部位。

6. 低体温预防。

（1）为预防吻合血管发生痉挛，手术过程中术侧肢体置于智能温控清创车，温度控制在38℃。

（2）术前调节室温控制在25℃，使用被子覆盖非手术部位，术中采用加温的输注液和冲洗液，输血采用输血加温仪。

7. 器械管理。

（1）缝针数目繁多且显微缝针非常细微、术中清点费时、管理困难，洗手护士须提前30分钟洗手上台，严格检查器械用物是否齐全适用，并分门别类详细清点、登记，事先整理，妥善放置，做到心中有数，用过的缝针及时按2针1组妥善放置在磁吸针盒上，检查其完整性，做到眼不离针、针不离手，严防缝针遗留切口内或丢失。

（2）术中准备4个小器械盒，洗手护士将不同部位取下的皮瓣组织分别使用盐水湿纱布包裹放置于专用的器械盒内妥善保管，第1盒子放置右足第1趾游离皮瓣组织、第2盒子放置左足第1趾游离皮瓣组织、第3盒子放置左侧股前外侧皮瓣组织、第4盒子放置右侧股前外侧皮瓣组织，盒上用标识笔做清晰的标识。

（3）普通器械与精密器械分区放置，每件器械都由洗手护士传递并轻拿轻放。

8. 术毕护理。

（1）手术结束后，将患者从手术床转移到车床时使用过床板，由麻醉医生、手术医生及巡回护士3方共同完成，麻醉医生负责头颈部保护，一名手术医生负责托扶患侧上肢，另一名手术医生负责推移患者的身体，巡回护士负责患者双腿移动。

（2）搬动时，患侧上肢和双下肢要略高于心脏水平，过高影响动脉供血，过低影响静脉回流加重肿胀，注意避免皮瓣受到压迫，影响血液供应和静脉回流。

（四）术后护理

1. 生命体征观察与处理。

患者手术经历18小时，术毕返回病房时BP：96/60mmHg，P：82次/分，R：20次/分，SpO_2：99%，予静脉滴注去白细胞悬浮红细胞4U，监测24小时出入量。术后第1天晨测T：36.7℃，BP：111/70mmHg，P：78次/分，SpO_2：100%，复查血常规显示血红蛋白为109g/L。术后第3天，复查血常规显示血红蛋白为77g/L，予静脉滴注去白细胞悬浮红细胞4U。术后第5天，复查血常规显示血红蛋白为125g/L。

2. 病房环境管理。

患者手术通过游离双足踇甲瓣、左股前外侧皮瓣、右股前外侧分叶皮瓣修复创面，吻合血管共计25条，术后为避免发生血管危象及感染，将患者安置在移植再植术后专用病房，室温控制在25～28℃，相对湿度50%～60%，保持病房整洁、通风，空气消毒2次/天，并限制陪人及探视人数。严禁主动和被动吸烟，以防止香烟中尼古丁等物质造成局部血管痉挛与栓塞。

3. 体位管理。

（1）术后患者卧床7天，局部制动，使用特制抬高垫予抬高双下肢及右上肢

10～20cm，略高于心脏水平，并用25W的侧罩灯照射，距离30～40cm，便于观察皮瓣，同时又起到局部升温的作用。

（2）采用左侧卧位及平卧位，禁止右侧卧位。

（3）避免局部受压：术后需避免对皮瓣的挤压导致动脉供血不足或静脉回流障碍。避免患者的衣物穿戴、伤口敷料包扎过紧而对皮瓣产生压迫。

4．早期进饮进食及营养管理。

术后早期经口进食有助于维护肠道黏膜屏障功能，促进肠蠕动恢复。术后4小时，评估患者吞咽功能正常、无恶心呕吐、有进食意愿后，给予进食瘦肉粥150mL，餐后评估无不适，给予少量多餐，并逐步过渡到正常饮食。指导患者增加优质蛋白的摄入，如每天进食2个鸡蛋，适量猪肉、鱼肉等。

5．疼痛管理。

疼痛如不及时处理可导致血管腔闭塞或血栓形成，导致皮瓣发生血管危象，同时也可以加重焦虑、忧郁等不良情绪。因此，术后采用多模式镇痛，保证患者术后处于相对无痛的舒适状态，有效预防血管痉挛的发生。

（1）术毕携自控式镇痛泵回病房，教会患者正确使用。

（2）术后第1天开始连续3天使用冬眠疗法进行镇静、止痛、保证睡眠，缓解不良情绪。

（3）术后连续7天遵医嘱予氟比洛芬酯注射液50mg，静脉注射，2次/天。

通过一系列镇痛措施，该患者术后7天内出现2次NRS评分＞4分，及时遵医嘱给予注射用帕瑞昔布钠40mg，静脉注射，在30分钟内NRS评分降低至2分，未因疼痛诱发血管危象。

6．皮瓣血液循环管理。

皮瓣是否成活决定手术成功与否，术后皮瓣血运观察是护理的重点。由于每块皮瓣均有自身的解剖生理特点，故记录时要以每个皮瓣为单位，并标明各个皮瓣的名称，逐一作动态记录。主要通过皮瓣颜色、温度、肿胀程度及毛细血管反应四个方面进行观察。

（1）皮瓣颜色。正常游离皮瓣呈现粉红色并且与供区周围的皮肤颜色相近。如果皮瓣色泽苍白，可能意味着动脉供血不足。如皮瓣呈暗红、暗紫色，略带散在紫斑，应警惕静脉回流障碍。该患者自身肤色偏白，故观察时需与供皮区附近皮肤颜色进行对比，鉴别患者是因肤色因素还是发生动脉危象导致。

（2）皮瓣温度。对游离皮瓣皮温可以通过温度探测仪进行监测。正常皮瓣温度应在33～35℃，与健侧相差在2℃以内。若皮瓣温度与健侧皮温突然相差3℃以上，为动脉栓塞所致；若皮瓣温度与健侧皮温相差逐渐增大，为静脉栓塞所致。该患者术后用皮温探测仪持续监测皮温变化，在使用皮温探测仪时2小时更换1次探头位置以保护皮瓣，避免皮温探头压迫造成刺激及压力性损伤。

（3）皮瓣肿胀程度。正常皮瓣饱满且富有弹性，可见皮纹。如张力增加，皮纹变浅、消失，常提示皮瓣静脉回流受阻；如皮瓣张力低、干瘪，皮纹增多，则表示皮瓣动脉供血不足。

（4）皮瓣毛细血管充盈试验。通常皮瓣移植术后，使用棉签轻压皮瓣，压迫解除后皮肤颜色在1～2秒转红润为正常，若超过3秒提示动脉供血不足，若充盈快，则静脉回流受阻。

患者术后返室，右拇指、示指、中环小指，双足姆甲瓣颜色均为淡粉红色，皮温正常，皮瓣饱满；右拇指、示指、双足姆甲瓣张力正常；右中环小指皮瓣张力偏高，毛细血管反应时间约为1秒。术后2天患者中环小指皮瓣背侧出现一1.2cm×6.3cm的紫红色瘀斑，皮瓣张力偏高，毛细血管反应时间<1秒，皮瓣皮肤温度与正常皮肤温差逐渐从+0.6℃增大到+3.6℃，考虑原因为皮瓣长度较长，约22cm，皮瓣通过打折覆盖修复中环小指掌侧至背侧创面，皮瓣远端血液供应难以保证，造成静脉回流受阻。通过及时给予换药，松解敷料并抬高局部烤灯处理后，皮瓣静脉回流受阻症状于3天后逐渐得到缓解，7天后皮瓣存活。

7. 早期活动与功能康复。

（1）第1阶段（术后0～3周）。以确保皮瓣成活、促进血液循环、促进伤口愈合为主。①术后6小时：进行左上肢各关节的最大限度主动运动。对患肢进行向心性按摩，促进组织液回流。②术后3天：皮瓣血液循环稳定，与主管医生沟通后指导患者进行轻微的耸肩活动，四肢肌肉按摩，双下肢肌肉的等长收缩练习，30分/次，2次/天。③术后7天：皮瓣成活，双足、双大腿、右手给予激光治疗，每部位5分/次，2次/天；低频脉冲电治疗：20分/次，2次/天。指导患者行右上肢各关节的主动运动，按肩、肘、腕、手指顺序，从大关节到小关节活动，幅度由小到大，时间从5分/次开始，逐渐增加至15分/次，2次/天。④术后10天：去除双下肢石膏托，协助患者下床活动，指导其练习下蹲、站立。⑤术后2周：伤口愈合拆线后，指导患者进行步态练习；双足、双大腿、右手行超声波治疗，每部位8分/次，2次/天。⑥术后3周：去除右手克氏针后，进行右手屈伸、握拳等主动活动过渡到关节松动被动练习，20分/次，2次/天。

（2）第二阶段（术后4～8周）。以增加关节活动幅度、感觉训练、软化瘢痕为主。①继续行激光治疗、低频脉冲电治疗、超声波治疗，增加中药熏药，活血化瘀、消肿、改善关节僵硬、促进骨折愈合，20分/次，2次/天。②手功能训练：理疗后行右腕关节、掌指关节、指间关节各个方向活动，抓握、对捏、屈伸练习，改善关节活动度；通过捡豆子、捏水球、橡皮筋法，以及日常生活穿衣、系扣、握餐具、洗漱等训练手指抓握功能，20分/次，2次/天。③感觉训练：触摸、移动大米中的玻璃球、螺丝、木块、棉团等，通过反复的闭眼—睁眼—闭眼，判断物品的大小、形态、重量、质地，促进感觉的恢复，20分/次，2次/天。④瘢痕治疗：在瘢痕处涂抹润肤露为按摩介质，以推、压、环形按等手法进行按摩，15分/次，2次/天。⑤运动疗法：指导患者进行双下肢步态及肌力训练，20分/次，2次/天。

8. 伤口护理。

患者术后右手皮瓣留置负压引流球，术后总引流量约20mL，于术后第2天拔除引流球。术后第2~4天右手伤口渗血渗液较多，未闻及异常气味，右中环小指皮瓣边缘稍红肿，给予每天更换伤口敷料，严格无菌操作，术后第5天皮瓣边缘红肿消退，伤口未发生感染。

9. 用药管理。

患者手术时间长，创面大，为了防止伤口感染、血管痉挛与血管栓塞的发生，术后使用抗生素、抗痉挛、抗凝药物治疗。

（1）抗生素。静脉滴注头孢替安2.0g，2次/天。

（2）抗痉挛药物。肌内注射盐酸罂粟碱注射液30mg，每6小时注射1次；静脉滴注盐酸消旋山莨菪碱注射液10mg，1次/天。在用药期间该患者未出现恶心、呕吐、口干、面红、视物模糊、排尿困难等不良反应。

（3）抗凝药物。皮下注射低分子肝素钠注射液4 250 IU，1次/天。在用药期间该患者无皮肤黏膜出血及伤口出血，监测凝血时间正常。

10. 睡眠管理。

皮瓣移植术后患者过度情绪低落、紧张、焦虑、恐惧会使儿茶酚胺分泌增多，诱发动脉顽固性痉挛，造成皮瓣循环障碍，影响皮瓣成活。冬眠疗法可减轻焦虑、抑郁症状，保证良好的睡眠，可明显减少血管危象的发生。

患者术后第1天情绪表现焦虑、哭泣、入睡困难，使用冬眠疗法：0.9%氯化钠注射液500mL+氯丙嗪50mg+异丙嗪50mg+盐酸哌替啶100mg，24小时静脉缓慢滴注，改善患者睡眠，稳定了患者的情绪，缓解了焦虑。术后连续3天使用冬眠疗法，患者睡眠正常，情绪稳定，未导致血管危象的发生。

11. 排泄管理。

（1）排尿管理。因手术时间达18小时，术中在麻醉下予留置导尿管；术后鼓励患者每天饮水2 000mL以上。于术后第2天采取充盈拔管法拔除导尿管，拔管后在床上自行解小便，未出现泌尿系统感染。

（2）排便管理。该患者术后3天未解大便。评估患者既往大便习惯正常，1次/天，术后因卧床及使用冬眠疗法，活动量减少，肠蠕动减慢等多种原因造成便秘。指导患者每天进食半个火龙果、1根香蕉，润滑肠道；做提肛运动，30次/天；并教会家属协助患者三餐后30分钟进行腹部按摩，20分/次。患者于术后第3天晚上解大便1次，之后恢复正常排便。

12. 预防并发症。

（1）血管危象。该患者行"游离双足踇甲瓣修复右拇指、右示指，游离左股前外侧皮瓣修复右手掌及中环小指创面术，游离右股前外侧分叶皮瓣修复双足创面术"，手术难度大，风险高，术后及时观察皮瓣血液循环、发现血管危象给予相应的干预，可提高皮瓣的成活率。①静脉回流受阻：原因多数是血管受压，表现为皮瓣出现暗红、暗紫色，略带散在紫斑，皮瓣张力增加，皮纹变浅、消失，针刺有暗红色血液涌出。如果皮瓣出现上述情况，应立即通知医生，予局部换药，观察有无敷料包扎过紧，皮下有无引流不畅、积血压迫血管，予抬高患肢，拆除部分缝线，适当抬高局部烤灯；皮瓣予向心性按摩，促进血液循环；针刺或切开放血。②动脉供血障碍：好发于术后1～3天。常因疼痛、寒冷、情绪紧张、吸烟等因素所致。表现为皮瓣颜色苍白，皮温下降，常比健侧低3℃左右，张力低、干瘪，无毛细血管回流充盈现象，针刺无渗血或经挤压有少许渗血。如果皮瓣出现上述情况，应控制室温；平卧位，放低患肢，适当降低局部烤灯的高度，局部保暖；解除压迫，应用解痉抗凝药物，如罂粟碱注射液，盐酸消旋山莨菪碱注射液等；补足血容量，有效镇痛，及时疏解患者不良情绪。如果经上述处理症状仍未改变，应怀疑为动脉顽固性痉挛或动脉栓塞，应立即进行手术探查。

术后2天患者右中环小指皮瓣背侧出现1.2cm×6.3cm的紫红色瘀斑，皮瓣张力偏高，毛细血管反应时间<1秒，皮瓣皮肤温度与正常皮肤温差逐渐从+0.6℃增大到+3.6℃，考虑原因为皮瓣长度较长，约22cm，皮瓣通过打折覆盖修复中环小指掌侧至背侧创面，皮瓣远端血液供应难以保证，造成静脉回流受阻。通过及时给予换药、松解敷料并抬高局部烤灯处理后，皮瓣静脉回流受阻症状于3天后逐渐得到缓解，7天后皮瓣存活。右拇指、示指皮瓣，双足踇甲瓣术后均未发生血管危象，皮瓣顺利成活。

（2）皮瓣肿胀。患肢抬高制动，患肢略高于心脏水平，以促进静脉回流，减轻组织水肿。必要时报告医生，拆除部分的缝线，予以清理积血，如有活跃的出血点应设法结扎，并放置橡胶片、半胶管或负压引流管；或者采取下切口放血法。经上述处理仍效果不佳者，可行手术探查。

三、患者结局

1. 患者体验。

该患者受伤后，担心今后致残丧失劳动能力，医护团队共同制订完善的围手术期治疗、护理、康复方案，术后进行严密观察，防止并发症的发生，保住了患者右手的功能，提高了患者的生活质量，让他重新回归家庭角色，患者非常感激，树立了继续康复的信心，积极配合后期的右中环小指分指手术，最大限度地恢复患肢的功能。

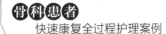

2. 疾病转归。

（1）患者卧床1周后，右手及左足、右足皮瓣均顺利成活，开始下床活动。

（2）术后2周，右手、双侧大腿、双足伤口愈合良好，给予拆线。康复科介入，进行康复治疗。

（3）患者在康复科治疗6周后出院，出院时进行手功能评估。右腕关节活动度：掌屈0°～70°，背伸0°～45°。右手各指活动度：右拇指掌指关节屈曲0°～35°，指间关节屈曲0°～30°；右示指掌指关节屈曲10°～40°，近侧指间关节屈曲60°～70°，远侧指间关节缺如；右拇示指不能完成对指动作；右中环小指皮瓣并指位。各指皮瓣血运红润。可以行走，步态欠协调。

四、延续护理

患者出院前，责任护士与主管医生对患者进行全面的评估，制订出院后康复计划，并教会患者锻炼的方法。患者出院后在家继续进行功能锻炼，具体方法如下。

1. 保护皮瓣。

告知患者出院后皮瓣的感觉尚未完全恢复正常，需要注意保护皮瓣，勿用热水袋等物品皮瓣取暖，外出时戴棉质手套保护皮瓣，防止烫伤及冻伤。

2. 继续进行手功能训练。

（1）改善关节活动度。行右手抓握、对捏、屈伸练习，右中环小指分指训练，20分/次，2次/天。

（2）改善肌力训练。用捏皮球的锻炼方法来增强手指的屈伸、内收及对掌肌力，用橡皮筋网的锻炼方法来增强手指的伸、屈及外展肌力，20分/次，2次/天。

（3）改善感觉训练。①用铅笔擦头沿需要再训练的区域，由近到远触及患者，患者通过反复的闭眼—睁眼—闭眼，直至能准确地判断刺激部位。②将质地不同的织物，例如针织品、丝织品、布料、毛皮等放在一起，让患者识别质地相同的织品，将相同质地的织物"配对"。然后进展到识别不同质地的织物。③将硬币、螺帽、螺栓、安全别针等小物品放入布袋内，让患者触摸，识别粗糙或光滑的边缘。20分/次，2次/天。

（4）日常生活和功能性训练。鼓励患者进行日常生活训练，如系纽扣、刷牙洗脸、拿勺、夹持筷子等；功能性训练，如写字、拧螺丝、打字等，20分/次，2次/天。

（5）瘢痕按摩。前后左右缓慢推动、挤压瘢痕，再按住瘢痕周围皮肤，缓慢做画圈运动，20分/次，2次/天。

3. 步态训练。

快速步行、上下楼梯、平衡功能练习，20分/次，2次/天。

4. 随访。

患者术后3个月来我院复查，右手各指活动度：右拇指掌指关节屈曲0°～35°，指间关节屈曲0°～35°；右示指掌指关节主动屈曲0°～60°，近侧指间关节屈曲75°～80°，远侧指间关节缺如；拇示指对指功能正常；右中环小指皮瓣并指位。各指皮瓣血运红润。可以穿脱衣服、扣纽扣、用调羹舀取食物、握持水杯，写字等，能正常行走，上下楼梯，步态正常。患者于皮瓣移植术后半年再次入院行分指手术（图3-5、图3-6）。

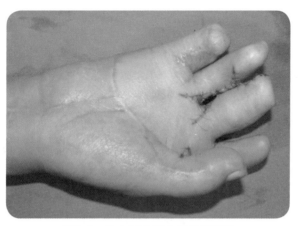

图3-5　右中环小指分指术后情况

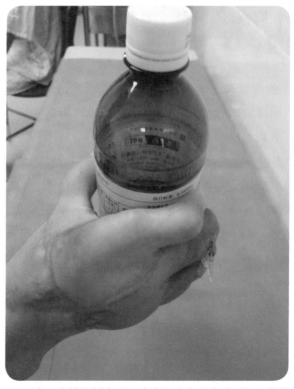

图3-6　右手多块皮瓣存活、右中环小指分指术后手握持情况

五、反思

全手皮肤脱套伤的治疗至今仍是手外科一大难题，采用多块皮瓣组合移植修复重建手功能，是目前修复全手脱套伤的一种理想的手术方式，通过精湛的显微外科技术及丰富的临床护理经验，该患者最终取得了满意的临床效果。最后，我们总结了该病例护理中的一些经验与不足。

1. **皮温监测**。

是对移植组织血液循环是否正常的重要观察项目，也是诊断血管危象的重要参考指标。我们采取皮温监测仪持续皮温监测，可客观、动态地反馈移植组织血供的变化，以便第一时间为医护人员提供具有重要参考价值的诊断依据，使发生血循环障碍的移植组织得到挽救，在临床上值得推广使用。在使用皮温监测仪时我们有以下体会。

（1）皮温探头的粘贴。如果粘贴不稳妥，探头与皮肤接触不够，监测到的皮温下降；如果粘贴太牢固，又容易因对皮瓣局部的压迫，造成皮肤破损，或诱发血管危象。持续监测时，探头应2小时更换1次位置，避免造成压力性损伤。

（2）在该患者行多块皮瓣移植术前，我们对现用的"血运观察记录单"进行改良，更加科学、准确地记录患者每块皮瓣皮温情况。

（3）目前我们使用的皮温监测系统，监测部位名称仅限于双手十指，不能根据手术具体部位命名，在后期做数据统计、分析时存在一定困难，需要与软件开发者协商，改进监测部位名称的显示。

2. **皮瓣血运监测的观察和记录**。

在同一块皮瓣不同区域血运变化可能不一，如该患者右中环小指皮瓣掌侧血运红润、背侧出现瘀斑，我们在交接班及观察记录中，不能特别清晰地描述清楚，为了准确、清晰地描述皮瓣血运发生变化的区域，我们也查阅了相关文献资料，在以后的工作中可采用以下两种改良方法进行观察记录：①九宫格分区法，将皮瓣按照九宫格划分为9个区域，分别做好序号标识，分别逐一进行动态观察和记录。②时钟观察法：以身体纵轴为0～6点钟方向，做好十字中心点标记定位，按时间方位描述皮瓣出现异常的区域、范围及颜色。

◆ **参考文献**

白萍，康晓伟，王佃灿，等，2018. 皮瓣按摩法处理早期血管化游离皮瓣移植术后静脉血管危象2例报告［J］. 护士进修杂志，33（1）：92-93.

陈乔，刘兴邦，刘瑛，等，2013. 游离股前外侧皮瓣修复手毁损伤护理体会［J］. 现代医药卫生，29（22）：3468-3469.

董文静，庄雷岚，卞薇薇，2018．自制皮瓣颜色比色卡在游离皮瓣术后观察中的应用［J］．中华显微外科杂志，41（6）：601-602.

郭巧英，陆丽娜，许敏霞，等，2012．12例股前外侧皮瓣移植后血管危象的观察［J］．中华护理杂志，47（3）：215-216.

韩芳，徐慧，郑大伟，等，2017．应用Flow—through静脉皮瓣再植复杂性断指的术后护理［J］．中华显微外科杂志，40（5）：508-510.

巨积辉，李建宁，王海文，等，2012．全手皮肤脱套伤的分型及治疗［J］．中国修复重建外科杂志，26（4）：453-456.

蒯英英，巨积辉，2015．1例全手皮肤脱套伤的术后护理［J］．实用手外科杂志，29（1）：110-111.

李守炎，蔡若赋，2019．静脉皮瓣移植修复左手5指全指脱套伤1例［J］．实用手外科杂志，33（1）：126-127.

梁廷波，白雪莉，2018．加速康复外科理论与实践［M］．北京：人民卫生出版社：6-53.

刘敏，蒯英英，殷夕娣，等，2018．吻合血管的回植术治疗全手皮肤脱套伤术后护理［J］．中华护理杂志，41（4）：402-404.

刘艺，2017．预见性护理在股前外侧皮瓣修复四肢软组织缺损患者中的应用效果［J］．实用临床医药杂志，21（22）：61-63.

刘艺，王敏，2016．游离皮瓣修复术治疗全手皮肤脱套伤的护理［J］．实用临床医药杂志，20（10）：112-114.

卢凤英，2017．循证护理在手外伤患者中的应用效果分析［J］．齐鲁护理杂志，23（8）：57-59.

芮永军，唐举玉，2018．股前外侧皮瓣［M］．北京：科学出版社：193-210.

唐文怡，王欣，王扬剑，等，2016．渐进式护理病房中显微外科移植与再植患者术后的应用分析［J］．中华显微外科杂志，39（5）：514-515.

王丽君，2018．舒适护理对手外伤皮瓣移植术患者术后疼痛及并发症的影响［J］．中外医学研究，16（7）：104-106.

王扬剑，李学渊，章伟文，等，2015．游离组织移植术后不同卧床时间对治疗效果的影响［J］．中华显微外科杂志，38（5）：472-474.

杨丹，杨晓梅，钟黎明，等，2015．游离股前外侧皮瓣修复术患者的围术期护理［J］．解放军护理杂志，32（21）：60-62.

曾蔚，周征兵，唐举玉，等，2017．旋股外侧动脉降支穿支皮瓣移植修复四肢软组织缺损的术后管理［J］．中华显微外科杂志，40（1）：101-103.

张金丽，李亮，张哉炯，等，2018．手显微外科患者术后血管危象预警控制体系的构建和应用［J］．护理学报，25（7）：19-22.

张志芹，史玉婷，墨天燕，2016．1例全手皮肤脱套伤腹壁下动脉双叶皮瓣带蒂修复患者的护理［J］．实用医药杂志，33（6）：546-547.

郑雪红，楼一琼，王秀丽，等，2017．循证护理在预防组织移植与再植术后发生血管危象的效果分析［J］．中华显微外科杂志，40（2）：201-203.

周海微，王欣，李学渊，等，2017．多组复合皮瓣移植再造多个手指的个体化护理分析［J］．中华显微外科杂志，40（4）：403-405.

周园，王骏，傅育红，等，2018．手外伤工伤康复患者入院时焦虑抑郁情绪及其影响因素分析［J］．现代临床护理，17（3）：21-25.

第四章
穿支皮瓣移植术
患者快速康复全过程护理

　　患者蒋某，男，45岁，因剪电线时被电灼伤后致全身多处不适伴皮肤挫裂、头晕头痛，无胸闷气促，无恶心、呕吐、昏迷，急送至当地医院就诊，予心电监护、吸氧等对症处理。CT平扫提示：未见明显异常。胸腰部及右手X线片提示：胸腰部骨质未见外伤性异常，右手骨质未见明显异常。经内科住院治疗后病情稳定出院。手部创伤为求进一步诊治，来我院治疗。入院诊断：①右手电击伤，中环指Ⅲ度烧伤；②心肌受损；③头皮挫裂伤；④腰背部挫伤。

　　入院时患者神志清，T：36.4℃，P：68次/分，R：20次/分，BP：120/69mmHg，右中指近节、中节指体掌侧可见一大约4cm×2cm创面，周围皮肤红肿，渗液，触之较硬，指间关节活动受限（图4-1）；右环指近节、中节桡背侧可见一大约3cm×2cm创面，背侧创面深及骨质（图4-2），触之较硬，周围皮肤红肿，渗液，指间关节活动受限；中指、环指末梢血运存在，感觉迟钝。

　　患者入院后急诊送手术室在臂丛麻醉下行右中、环指清创切痂术，术后给予抗感染、补液治疗。术后7天再次送手术室在腰硬联合+臂丛麻醉下行右足姆趾游离皮瓣切取移植修复右中指；右小腿腓动脉穿支皮瓣切取移植修复右环指、右足姆趾；右足背神经移植修复右环指桡侧指神经；右环指关节脱位复位内固定；右手、右足石膏托外固定术。术后予卧床、抗感染、抗痉挛、抗血栓、康复理疗等治疗后皮瓣均成活，痊愈出院。

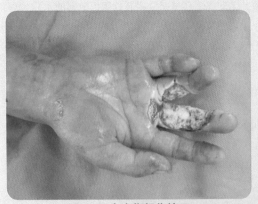

图4-1　右中指损伤情况

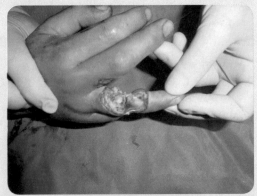

图4-2　右环指损伤情况

一、概念

皮瓣移植术是为了覆盖创面并替代组织缺损，用于恢复外观与功能的组织移植方法。被切取用来覆盖创面的部分称为皮瓣，保留与身体相连的部分称皮瓣蒂，接受移植物的创面称为受区，提供皮肤和皮下组织来源的部位称作供区。凡深部有血管、神经、肌腱、骨骼外露，不能用皮肤移植覆盖创面时，则需要用皮瓣移植。

二、穿支皮瓣移植术的护理

穿支皮瓣是显微外科的新发展，符合组织移植"受区修复重建好，供区破坏损失小"的原则，但对术者的显微外科技术要求更高，由此也提出了超级显微外科新概念，即使用更精细的显微手术器械，发挥更高超的显微操作技能，完成更细小的显微血管吻合。

该患者采用的手术方式为：在显微镜视野下切取右足踇趾游离皮瓣移植修复右中指，切取右小腿腓动脉穿支皮瓣移植修复右环指、右足踇趾，切取右足背神经移植修复右环指桡侧指神经。

（一）术前评估

1. 术前评估。

患者神志清，T：36.7℃，P：76次/分，R：20次/分，BP：120/68mmHg；自受伤以来，无胸闷气促，无恶心、呕吐及昏迷，无咳嗽咳痰，大、小便正常，精神紧张。

2. 专科评估。

该患者右中指近节、中节指体掌侧可见一大约4cm×2cm创面，周围皮肤红肿，渗液，触之较硬；右环指近节、中节桡背侧可见一大约3cm×2cm创面，背侧创面深及骨质，触之较硬，周围皮肤红肿，渗液；中指、环指末梢血运存在，感觉迟钝。

3. 辅助检查。

患者入院时心电图检查结果示：①窦性心动过缓。②左心室高电压。外院心脏彩色多普勒超声结果示：三尖瓣轻度反流；术前复查血生化结果示：AST：19.1U/L，Cr：102.2μmol/L，HBDH：168.1U/L，CK：178.4U/L，CK-MB：11.85U/L。患者因电击伤后右中指、环指渗液较多，术前取手部伤口分泌物作细菌培养结果示：生长中等量木糖氧化无色杆菌、反硝化无色杆菌及中量阴沟肠杆菌。

（二）术前准备

1. 皮肤准备。

（1）供区皮肤准备。评估右小腿及右踇趾无创伤、瘢痕及红肿，骨骼无变异。术前3天开始，用40℃温热水浸泡20～30分钟，2次/天，15分/次，以清除皮纹内的污垢，使掌面胼胝软化脱落。术晨备皮范围超过手术部位上下两个关节。

（2）受区创面准备。清洁右中、环指创面周围正常皮肤，术前做创面分泌物的细菌培养为多重耐药菌感染，依据药物敏感试验于术前7天使用盐酸左氧氟沙星0.2g静脉滴注抗感染治疗，2次/天；增加伤口换药次数，2次/天，并给予局部红蓝光照射治疗，2次/天；术日晨使用丁胺卡那霉素0.2g静脉滴注抗感染治疗。

（3）术前1天嘱患者洗澡，手术及供皮区部位的皮肤清洗干净，嘱患者剃须，修剪指甲。

（4）术前配合医生做多普勒超声仪探测供区血管位置并标记部位。

2. 饮食指导。

术前指导给予高营养、高维生素、高热量饮食以增强患者体质，提高组织修复和抗感染能力，从而提高手术耐受力；严禁吸烟、饮酒及辛辣饮食；术前3天禁止口服抗凝药物；术前禁饮2小时，禁食6小时。

3. 心理疏导。

意外发生的伤残，使患者遭受严重打击，其对治疗期望值较大，但是皮瓣手术在修复创面的同时，必定牺牲正常的供区组织，影响其身体美观。同时患者不了解手术方式，担心手术麻醉中出现意外情况、手术不成功及后期外观、功能恢复不理想等。

（1）责任护士主动、耐心地与患者进行沟通，充分了解患者的感受，采用"共情"护理来减轻患者的焦虑情绪。

（2）采用多学科协作管理模式，邀请医生、麻醉师、康复师、社工共同参与。医生讲解手术方式（如皮瓣的切取部位、设计、比例、厚度等）、术中可能出现的问题（如皮瓣出现血液循环障碍，修复与重建效果不理想）及应对方法，术后可能会出现的问题（如皮瓣过分臃肿，外观不理想）及解决方法（如后期做皮瓣削薄术）；麻醉师介绍麻醉方式及注意事项；康复师指导术后早期正确康复锻炼的方法；社工给予生活协助，从而减轻患者心理顾虑。

（3）邀请病友"现身说法"。通过成功的病例，增强其信心，主动配合治疗和护理，利于术后恢复。

（4）家属心理干预。提供信息支持，积极主动为家属提供有关患者病情的信息，介绍疾病治疗知识，耐心倾听家属的询问，让患者家属参与护理计划的制订与实施，使家属对治疗方案放心，从而为患者建立良好的家庭支持环境。

4. 疼痛管理。

患者右中、环指皮肤缺损较严重，创面深达骨质，间断出现伤口疼痛，NRS评分≥5分，夜间间断入睡。

（1）遵医嘱予洛索洛芬钠分散片60mg口服，2次/天。

（2）人文护理关怀：每天保证与患者的充分交流，耐心倾听患者的主诉，给予关心和安慰，鼓励家属多关心、爱护患者，减轻患者的心理压力。

（3）音乐疗法：选择舒缓、流畅、悠扬的曲调等，音乐播放时嘱轻闭双眼、尽量放松，音量控制在20～40dB为宜。

5. 康复指导。

皮瓣手术对体位的要求十分严格，术后卧床，局部制动，所以需要患者做好长时间卧床的思想准备。

（1）术前呼吸功能训练。为患者讲解术前呼吸功能训练的作用，并教给患者深呼吸的方法，如闻花香法、吹气球法。

（2）床上排便训练。临床部分患者术后会因为体位不习惯导致便秘或尿潴留，术前指导患者有意识地进行练习，并训练在床上正确使用大小便器。

（3）功能锻炼。麻醉复苏后即可开始做踝泵运动、直腿抬高运动及踩单车动作等。

（4）训练患者正确使用腋拐、助行器。

6. 术前访视。

（1）术前1天，巡回护士到病房查看病历资料，了解患者整体情况、术式及特殊要求，做好术前准备工作。

（2）巡回护士到病床旁访视患者，询问患者有无假牙及植入物，评估患者右小腿和右足第1趾皮肤无破损、无瘢痕。

（3）与患者交谈过程中，发现患者很紧张，担心手术后移植皮瓣能否成活及取皮部位有瘢痕，从而影响肢体功能等问题。护士给予安慰和解释，向患者介绍成功的案例和手术团队的主要成员，让患者解除疑虑，增加信心。

（4）由于患者伤口分泌物细菌培养呈多重耐药菌感染，告知手术人员做好标准预防。

（三）术中护理

1. 术前准备。

手术前巡回护士准备多普勒超声仪和画线笔，手术医生探测右下肢小腿腓动脉的位置，并对血管位置进行标记。

2．手术体位。

患者采用仰卧位，患肢外展不超过90°，在腰硬联合+臂丛麻醉下行右足踇趾游离皮瓣切取移植修复右中指；右小腿腓动脉穿支皮瓣切取移植修复右环指、右足踇趾；右足背神经移植修复右环指桡侧指神经；右环指关节脱位复位内固定；右手、右足石膏托外固定术。

3．管道管理。

术前巡回护士选择左侧上肢建立外周静脉通道1条，腰硬联合麻醉后留置导尿管，手术完毕做好管道二次固定及粘贴标识。

4．感染预防。

因患者伤口分泌物细菌培养呈多重耐药菌感染，术中输注抗生素0.9%氯化钠注射液100mL+丁胺卡那霉素0.2g静滴1组。

5．压疮预防。

（1）使用袜套做衬垫，包裹平整，松紧程度以能伸入2个手指为宜，充气前须抬高患肢促进回流。

（2）麻醉后在患侧上肢和右侧下肢绑上止血带袖带，患侧上肢共充气4次，下肢共充气3次，每次充气时间60分钟，追加时间未超过75分钟。两次充气时间间隔10分钟。手术结束松开止血带时观察患者血压变化。

（3）进行防压疮评估，分别在枕部、肩胛部、骶尾部、左侧足跟部给予啫喱减压垫，保持床单干洁平整。每小时对患者健侧上肢进行伸屈活动。

6．低体温预防。

（1）为防止吻合血管发生痉挛，手术中使用智能温控清创车，对患侧上肢的手术台面进行持续加温，台面温度保持在38℃。

（2）手术过程中对输注液体和冲洗液体进行加温，输注液加温至37℃，伤口冲洗液加温至38℃。

7．器械管理。

（1）游离皮瓣手术配合要求高，洗手护士对手术中取下的皮瓣组织须使用盐水纱布包裹放置于专用的器械盒内妥善保管，用标识笔在盒面上做好标识。

（2）洗手护士将普通器械与显微器械分区放置，每件器械都由洗手护士传递并轻拿轻放。显微缝针非常细微，手术台上使用磁吸针盒回收缝针并清点数量及检查其完整性，严防缝针遗留切口内或丢失。

8．术毕护理。

（1）手术结束后，将患者从手术床转移到车床时使用过床板，由麻醉医生、手术医生及巡回护士3方共同完成，麻醉医生负责头颈部保护，一名手术医生负责托扶患侧上肢，另一名手术医生负责推移患者的身体，巡回护士负责患者双腿移动。

（2）搬动时，患侧上肢和右下肢要略高于心脏水平，利于血液回流。防止牵扯游离皮瓣血管蒂和血管吻合处受压。

9. **标准预防。**

（1）该患者为多重耐药感染，手术安排在隔离手术间，医护人员采取保护性隔离措施贯穿患者手术全过程。

（2）准备2套手术器械，患侧上肢与下肢供区的手术器械严格分开使用，防止交叉感染。

（3）手术间门口挂醒目标识，不接受观摩手术人员，尽量减少参与手术人员的走动，接触患者后要进行手卫生消毒。

（4）手术结束后，手术间使用含氯消毒剂2 000mg/L进行物体表面、地面、用物等进行终末处理。

（四）术后护理

1. 生命体征观察与处理。

患者历时8小时返回病房，术程顺利，麻醉效果满意，术中出血约50mL，测T：36.5℃，P：64次/分，R：20次/分，BP：117/68mmHg，身体皮肤温热，骶尾部皮肤红润，留置导尿管固定通畅，引流出淡黄色澄清尿液450mL。术中取手部伤口分泌物作细菌培养结果示：生长大量木糖氧化无色杆菌、反硝化无色杆菌。术后给予丁胺卡那霉素0.2g及盐酸左氧氟沙星0.2g静脉滴注，加强伤口管理，并分别于术后第5天、第10天、第15天取伤口分泌物作细菌培养结果示：无细菌生长。

2. 病房环境管理。

术后对患者进行床旁接触隔离，室温控制在25～28℃，相对湿度50%～60%，定时通风，保持室内空气新鲜，空气消毒2次/天，地面、物表使用含氯消毒剂2 000mg/L进行消毒处理，2次/天，告诫病房内严禁吸烟。

3. 体位管理。

维持正确的放置姿势，有利于静脉回流，减轻局部组织水肿，保证血流通畅，促进皮瓣愈合。根据患者皮瓣移植手术部位不同而采取不同的体位。患者术后取平卧位，予垫软枕或软垫抬高右手及右下肢略高于心脏水平，局部烤灯照射保暖，灯泡功率为25W，灯距为30～40cm。指导患者左侧翻身和取半卧位时需将肢体抬高，高于心脏水平，避免患侧卧位。患者卧床1周，皮瓣存活后予缓慢坐起并逐渐下床活动。

4. 早期进饮进食及营养管理。

早期进饮进食是快速康复的重要举措之一，术后早期进饮进食，可使患者口腔舒适感增加，心理上感觉良好，同时促进胃肠道功能恢复，缩短患者首次进食的时间，减少腹胀便秘等并发症的发生，同时可保证营养素的摄入，对患者病理、生理状况的康复有

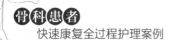

该患者于10:00送入手术室手术，17:30术毕返回病房，麻醉清醒后，患者有进食意愿，于17:40行洼田饮水试验Ⅰ级（优），患者无恶心、呕吐等不适，指导其先进食白粥，首次不超过100g，逐步过渡到普食。术后鼓励进食高蛋白（鱼、鸡蛋、肉类）、高维生素（各种水果、蔬菜）、高钙（牛奶、乳酪类）、富含膳食纤维又易于消化的食物（麦片、马铃薯、南瓜、苹果）以促进伤口的愈合；禁烟酒及辛辣刺激性食物。

5. 疼痛管理。

游离皮瓣移植术有受区和供区2个或2个以上的手术创口，在评估疼痛时要注意分清疼痛部位。

该患者术毕静脉留置患者自控镇痛（PCA，patient controlled analgesia）泵镇痛，采用NRS量表评估患者疼痛，术后第1天夜间患者伤口疼痛较明显，右手伤口NRS评分7分，右下肢伤口NRS评分4分，遵嘱予氟比洛芬酯注射液50mg静脉注射每晚1次，30分钟后复评右手伤口NRS评分3分，右下肢伤口NRS评分2分；术后第2天右手伤口NRS评分5分，右下肢伤口NRS评分3分，继续给予镇痛治疗，并指导患者日间放松心情，听音乐、看电视，分散注意力，指导家属轻轻按摩患肢（避开患处）。夜间调暗室内光线，做好同室患者及家属的宣教，为患者提供安静舒适的休息环境。至第3天疼痛明显减轻，右手伤口NRS评分3分，右下肢伤口NRS评分2分，停用氟比洛芬酯注射液。患者卧床期间疼痛得到较好控制，连续NRS评分≤3分，未出现因疼痛而引发的皮瓣血管痉挛。

6. 皮瓣血液循环管理。

皮瓣游离移植术后的颜色、皮温、毛细血管反应等指标可反映移植术的成功与否，因此应密切观察皮瓣的变化情况。

（1）皮温监测。皮温检测仪持续监测皮瓣皮温，患者右中指、环指及右踇趾皮瓣皮温与健侧皮温波形基本一致。

（2）皮瓣色泽观察。观察皮瓣色泽1次/时，患者右中指、环指及右足踇趾皮瓣色泽均红润。

（3）皮瓣血肿观察。一般皮瓣有轻度肿胀，这是术后创伤所致的正常组织反应，术后48小时达高峰，以后逐渐消退。患者术后右中指、环指皮瓣及右足踇趾皮瓣均呈Ⅰ度肿胀，1周后肿胀基本消退。

7. 早期活动与功能康复。

术后早期功能锻炼，不仅可以减少术后粘连，防止肌肉萎缩，还可增加肌肉体积和肌力，促进患者早期康复，回归社会。

该患者术后6小时感觉恢复后即指导其进行健肢各关节的主动运动，供区及受区肢体肌肉的等长收缩运动，受区健指的伸、屈、勾指等主动运动，以免因长期制动而影响正常关节功能。术后第3天，受区肢体开始进行轻微的肘关节屈伸运动，术后第1周患指皮瓣存活后指导患者进行患肢的屈伸、上举及握拳等，动作轻柔，循序渐进。术后第2周指导患者进行手部灵巧性和协调功能训练，加强皮瓣感觉功能的训练。具体方法如下。①感觉训练：采用针刺、冷、热、深压等刺激，通过闭眼—睁眼—闭眼让患者反复体会每种感觉的特点，通过训练，促进感觉功能恢复。早期主要是进行触觉定位、定向的康复训练，后期主要是进行两点辨别觉的训练。②手功能恢复：指导患者借助皮球及橡皮筋网练习，尽量用力捏皮球或挑动橡皮筋网，维持数秒，然后放松。练习节奏要适当，不宜过于频繁，要求肌肉经10～20次收缩即感到肌肉疲劳时完成一次练习。③自理能力训练：指导患者进行大部分的日常生活活动，包括穿衣、进食、洗脸、如厕等训练，提高生活自理能力，如患者未独立完成，可尝试使用辅助工具。

8. 伤口护理。

观察伤口的长度、宽度、深度，观察周围皮肤是否出现异常，有无伤口渗液、伤口感染、伤口出血及伤口裂开等异常情况。

患者因多重耐药菌感染，术后1周右环指伤口仍可见黄色分泌物渗出（图4-3），为了促进伤口愈合，遵医嘱给予伤口局部蓝光及红外线治疗，照射时将敷料拆开后利用"隔离盒"将伤口充分暴露在光源下，并增加换药次数，2次/天。同时为避免交叉感染，采取床边接触隔离，床头卡和病历卡上标注接触隔离标识，以提醒医务人员及家属。术后连续3次取伤口分泌物作细菌培养结果呈阴性，伤口愈合良好（图4-4）。术后拆线：对于切口较长、皮肤张力较大及切口愈合不良者可给予间断拆线或延期拆线，该患者术后14天拆除手部伤口全部缝线及右小腿伤口部分缝线，2天后拆除右小腿部全部缝线。

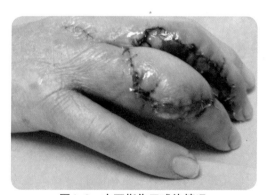
图4-3 右环指伤口感染情况

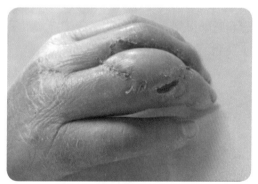
图4-4 右环指伤口愈合情况

9. 用药管理。

患者术后给予抗感染、抗凝、抗痉挛药物等治疗，用药期间须密切观察药物疗效及不良反应，及时处理。

（1）抗生素：患者伤口为多重耐药菌感染，经药敏试验后予丁胺卡那霉素注射液

0.2g及盐酸左氧氟沙星注射液0.2g静脉滴注抗感染治疗，2次/天。输注盐酸左氧氟沙星注射液时以40～50滴/分缓慢输入，以免引起注射部位发红、疼痛甚至静脉炎等不适。用药期间患者未出现恶心、呕吐、过敏、注射部位红肿等症状，用药10天后取伤口分泌物作细菌培养结果示无细菌生长。

（2）抗痉挛药物：使用山莨菪碱注射液10mg加入复方氯化钠注射液500mL静脉滴注，1次/天，盐酸罂粟碱30mg肌内注射，每8小时1次。用药期间未出现恶心、呕吐、口干、面红、视物模糊、排尿困难等。监测肝、肾功能正常。因罂粟碱胃肠外给药易引起注射部位发红、肿胀及疼痛，注射时缓慢注射，并指导家属为患者热敷注射部位，3～5次/天，10～15分/次，减轻患者疼痛等不适，使用期间患者注射部位未出现红肿及硬结。

（3）抗凝药物：使用肝素钠注射液4 000IU加入0.9%氯化钠注射液500mL缓慢静脉滴注，降低血液黏稠度，改善微循环，防止发生血管栓塞。用药期间患者未出现皮肤黏膜及伤口出血等征象，监测凝血功能在正常范围。

10. **睡眠管理。**

影响患者睡眠的因素有睡眠环境的突然改变，陌生的人际关系及对疾病、手术、相关治疗的知识缺乏而引起的焦虑恐惧感，疼痛或疾病引起的躯体不适，夜间治疗操作的影响，病房环境的干扰等。

该患者既往睡眠可，无特殊用药史，卧床期间因手术后伤口疼痛、对手术预后的担忧、环境的改变及夜间的治疗等原因而导致不易入睡、易醒等。护士通过倾听患者的主诉，细致观察患者的反应，及时准确地进行疼痛评估，采取放松法转移患者注意力，遵医嘱予氟比洛芬酯注射液50mg静脉注射，每晚1次，并给予心理疏导，减少患者的担忧。降低室内外噪声，尽量减少陪人，夜间巡视病房时，尽量关灯、开夜灯，合理安排治疗及护理，操作时做到"四轻"，做好睡前个人卫生，确保身体清爽、温暖和舒适，患者睡眠得到改善。

11. **排泄管理。**

（1）排尿管理。该患者术后留置导尿管返回病房，短期留置导尿管期间，鼓励患者每天饮水2 000mL以上，引流尿液为澄清淡黄色尿液，尿量正常。术后24小时采取充盈拔管法拔除导尿管，拔除后患者能自解小便。

（2）排便管理。该患者术后绝对卧床1周，术后3天未解大便，经评估发现该患者既往大便习惯正常，每天1次，卧床期间因排便环境的改变，不习惯在床上大便，导致便秘的发生。通过与患者的沟通，指导其按摩腹部，讲解床上使用便盆的方法，于术后第4天患者自解大便1次。

12. **并发症的预防及处理。**

（1）皮瓣水肿。患者右手及右蹈趾皮瓣呈Ⅰ度水肿，予抬高患肢略高于心脏水平，指导家属由远心端至近心端轻柔按摩患肢，以促进静脉回流，1周后患肢肿胀基本消退。

（2）感染。患者伤口出现多重耐药菌感染，予床旁隔离，病床前挂隔离标识，病历夹予醒目标记，床旁放置快速手消毒剂，严格限制探视人数，指导家属在接触患者前后使用快速手消毒剂消毒双手，并向患者及家属解释目的以避免出现恐慌心理。积极抗感染治疗，指导合理饮食，增强机体抵抗力。此外，保证病房空气及地面、物表消毒，2次/天，定时通风换气。医疗用品专人专用，医护人员严格执行无菌操作，加强手卫生的依从性，严格限制探视人员，防止交叉感染。患者连续3次标本培养未发现细菌生长后解除隔离。

（3）下肢深静脉血栓。指导患者行踝泵运动及床上踩单车运动，并给予双下肢空气压力泵治疗，2次/天。

三、患者结局

患者良好的结局对提高皮瓣移植术后患者的生存质量和社会功能、增强患者的自我效能感具有重要意义，包括患者就医期间的体验和疾病转归。

1. **患者体验。**

患者由他院转入我院治疗，入院时因右中指、环指伤情较严重，患者担心手指外观及功能无法恢复至伤前而感到焦虑、失落。患者因对手术方式及流程的不了解、对手术预后及手术产生的费用担忧等原因而存在较大心理压力，护士及时查房并发现，采取多部门协作，邀请主管医生、麻醉师、康复师及社工对患者进行术前宣教、术中指导、术后锻炼、心理干预及疏导，解除了患者的疑虑及担忧。术后患者出现伤口疼痛，睡眠质量差、便秘等情况，都能很快得到解决，患者感觉舒适。卧床期间存在疑问、需要倾诉时，管床医生及护士都能及时查房并发现，耐心与患者进行交流，使患者感到有安全感。住院1月余患者痊愈出院。

2. **疾病转归。**

患者住院34天后出院，右中指、环指及右踇趾移植皮瓣存活；右中指屈伸功能良好，右环指中节指间关节屈曲功能欠佳，近指间关节活动良好，伸指功能可；右中指、环指仍有少许疼痛感；右下肢及右踇趾活动可；患肢及患指关节活动基本满足工作、生活需要，患者回家疗养。

四、延续护理

患者出院前，责任护士经充分评估，并与主管医生及康复师沟通后，为患者制订出一套个性化的康复计划。具体方法如下。

1. 上肢功能锻炼。

（1）生活技能训练。指导患者有意识地用右手（患者既往生活习惯用左手）做持筷、扣纽扣、系鞋带、捡拾物品、刷牙等日常生活动作及使用各种生产工具，增加右手（尤其是右环指）的灵敏度，逐渐适应生活的需要。坚持日常生活中使用患手，注意不可用力过度并保护好关节。

（2）职业技能训练。患者在工厂上班，主要生产机器零件，指导其先进行模拟职业训练，逐渐过渡到实用性操作，如拾捡回形针、拧螺丝等，争取尽快恢复原工作。

2. 下肢功能锻炼。

不同于上肢，下肢锻炼是以负重为主。因此，功能锻炼上的要求是站立及行走，其次才是各关节生理活动范围的恢复。患者右蹬趾伤口踩地疼痛感明显，指导其借助左下肢的力量，使右下肢少负重，慢慢增加右下肢的负载，使其有一个适应及被观察的过程。在站立基础上让右下肢逐渐迈步行走，以右蹬趾不感到疼痛或轻微疼痛为宜，逐渐增大活动幅度及活动频率，以求早日恢复快步走及奔跑。

3. 保护患指皮瓣。

患者右环指皮瓣有麻木感，敏感性欠佳，指导其防冻伤、擦伤、烫伤、长时间受压等不利因素。寒冷、干燥季节要涂护手霜。嘱患者不能吸烟及食用含咖啡因的食物，以免引起血管收缩、痉挛，危及皮瓣的血液供应，有异常及时就诊。

4. 随访。

术后2月余，经回访了解到患者已经回归到工作岗位，右中指功能活动佳，右环指屈曲功能仍受限，中指、环指疼痛感消失，右环指游离再植皮瓣感觉欠灵敏，有轻微麻木感，右足蹬趾功能活动良好，因患者平时喜爱跑步，但跑步时右蹬趾仍有少许疼痛感，嘱患者进行跑步运动时要循序渐进，勿操之过急。

五、反思

1. 多重耐药菌感染的护理。

患者因电击伤导致右中指、环指Ⅲ度烧伤，术后右环指伤口有黄色脓液渗出，取分泌物作细菌培养结果示：生长大量木糖氧化无色杆菌/反硝化无色杆菌，该菌属多重耐药菌。多重耐药菌是指对通常敏感的常用3类或3类以上抗菌药物同时呈现耐药的细菌。其危害主要体现在：感染患者病死率高于敏感菌感染或未感染患者、感染后住院时间延长、用于感染诊断和治疗的费用增加、抗菌药物不良反应的风险增加、成为传播源。感染患者的护理重点：加强手卫生管理、做好隔离预防措施、环境和设备的清洁消毒的落实、合理谨慎使用抗菌药物等。

2. 自制"隔离盒"的使用。

该患者除了采取以上措施外，为了促进伤口愈合，并予蓝光及红外线灯照射伤口，照射后给予伤口换药，2次/天。为取得最佳治疗效果，照射时须将伤口充分暴露在光源下，这无疑增加了交叉感染的风险，如何让患者在照射过程中有效地避免交叉感染成为护理难点。本案例中，护士在充分评估患者情况及治疗环境后，自制了"专人专用隔离盒"并投入使用，取得良好的效果。照射第1天，伤口暴露情况良好，患者未诉不适，照射第3天，伤口分泌物较前减少，照射第5天，伤口未见明显渗出。连续照射10天合并用药及伤口换药治疗后，患者连续3次伤口分泌物细菌培养阴性，右环指伤口结痂，愈合良好。该"隔离盒"制作简易，由一22cm（长）×20cm（宽）×15cm（高）纸盒制作而成，成本低廉，使用时将患肢放置在盒内即可，方便患者使用，减少感染机会，减轻患者痛苦。后期可考虑改良制作材料并投入临床使用。

✦ **参考文献**

陈振兵，2017. 现代外科健康教育（手外科分册）［M］. 武汉：华中科技大学出版社，89-90.

郭锦丽，程宏，高朝娜，2018. 骨科专科护士实操手册［M］. 长春：吉林大学出版社，250-254.

侯春林，顾玉东，2008. 皮瓣外科学［M］. 上海：上海科学技术出版社，73-90.

李永艳，2013. 骨科36例开放骨折患者伤口并多重耐药菌感染的护理［J］. 医学理论与实践，26（12）：1648-1650.

梁亮，2017. 木糖氧化无色杆菌研究进展［J］. 右江医学，45（1）：112-115.

王洪霞，2019. 护士共情护理对焦虑症患者自我效能及焦虑状态的影响分析［J］. 中国医药指南，17（8）：286-287.

王澍寰，2005. 手外科学［M］. 北京：人民卫生出版社，69-78.

中国感染病相关专家组，2015. 多重耐药菌医院感染预防与控制中国专家共识［J］. 中国感染控制杂志，14（1）：1-8.

中华医学会外科学分会，中华医学会麻醉学分会，2018. 加速康复外科中国专家共识及路径管理指南（2018版）［J］. 中国实用外科杂志，38（1）：1-20.

第五章
小儿足部脱套离断再植术
患者快速康复全过程护理

　　患儿陈某，男，3岁，在工地玩耍时，被起重机碾压左足，致患处疼痛、出血，足中段水平连带足底离断畸形由救护车送入我院救治。急诊拟"左足碾压伤：撕脱离断伤"收入院。

　　患儿入院时神志清，T：36.9℃，P：130次/分，R：20次/分，BP：90/58mmHg，左足软组织脱套离断（图5-1），第2趾、第3趾、第4趾、第5趾自跖骨基底以远附带足底大部分皮肤软组织离断，足背及足底部分皮肤软组织不规则块状离断（图5-2），左足第1趾仅余骨质，软组织脱套离断并部分缺损挫灭；左足挫伤及污染严重，骨质、肌腱外露，部分组织呈糜烂状，结构混乱不清，主动活动不能；离断足体苍白、扁平，挫伤重，满视野泥沙碎屑污染，部分组织结构缺损挫灭，呈糜烂状，结构混乱；不规则离断的组织块皮肤全层挫伤严重，部分皮肤及皮下组织完全缺损挫灭，污染严重，余肢体未见明显异常。

　　入院后完善相关检查，于静脉全身麻醉下行左胫后动脉、静脉，胫后神经吻合术；左足肌腱修复术；左足第2趾、第3趾、第4趾、第5趾跖骨骨折复位内固定术；左足跟骨骨折复位内固定术；左足撕脱皮肤回植术（图5-3）；左足石膏托外固定术。术后采取了补液、抗感染、抗痉挛、抗血栓和系统的康复治疗后，患儿伤口完全愈合，踝关节功能达到背伸-10°～10°，跖屈10°～20°，可慢步行走，痊愈出院（图5-4）。

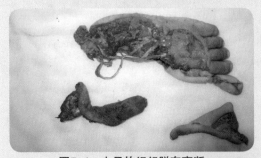

图5-1　左足软组织脱套离断

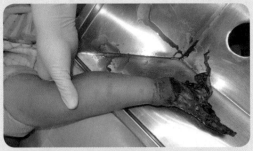

图5-2　足背及足底不规则离断

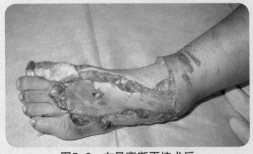

图5-3　左足离断再植术后

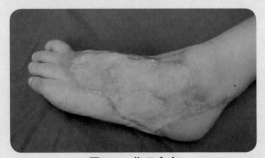

图5-4　伤口愈合

一、概念

足踝部的撕脱离断，致伤原因多为足踝被大动力机械或暴力牵拉所致，瞬时导致肢体自关节处分离，一般都并发伸屈肌腱撕裂；关节、韧带、神经、血管、皮肤等组织撕脱，同时也伴有踝关节的骨折损伤。

二、足部脱套离断再植术的护理

（一）入院评估

1. 术前评估。

患儿神志清，T：36.9℃，P：130次/分，R：20次/分，BP：90/58mmHg，颜面口唇苍白，双上肢及右下肢末梢循环好，左下肢损伤严重，创面大且出血多。

2. 专科情况。

患儿左足皮肤软组织脱套离断，第2趾、第3趾、第4趾、第5趾自跖骨基底以远附带足底大部分皮肤软组织离断；离断足体苍白、扁平，挫伤重，皮温低，部分组织结构缺损挫灭，呈糜烂状，结构混乱；不规则离断的组织块皮肤全层挫伤严重，部分皮肤及皮下组织完全缺损挫灭；左足踝部功能障碍。

3. 辅助检查。

术前患儿完善各项血液及影像学检查，其血型为B型，血常规、凝血全套、心血管功能、肝肾功能、电解质均正常；X线片检查结果示左足第1趾骨及蹬趾近、远节趾骨骨折；第2跖骨基底端粉碎；左跟骨骨折。

（二）术前准备

1. 残端及离断肢体处理。

患儿左下肢残端及离断肢体污染严重，均用生理氯化钠溶液冲洗干净，残端给予灭菌棉垫加压包扎；离断肢体则用灭菌敷料包裹后放入无菌盘内做好标识，置4℃手提冰箱冷藏，待术前准备完善后随患儿一并送入手术室。

2. 饮食指导。

患儿受伤后距离上一次进食已有6小时，入院后交代家属继续禁食，完善术前准备，直接送入手术室进行手术。

3. 心理疏导。

患儿突然遭受意外，创伤的疼痛及陌生的环境，致使患儿入院后哭闹不已，在做术前准备时患儿表现得极其不耐烦，挣扎躁动，护士耐心地安抚和鼓励患儿，让患儿母亲抱着，一边和患儿说话一边看动画片，既分散了注意力又缓解了患儿的不安情绪。患儿受伤后家属非常紧张、担忧、保肢心切，在关注患儿心理的同时我们对家属也进行了心理疏导，主管医生将患儿受伤具体情况、手术方法、治疗情况及手术可能带来的各种后遗症和突发状况详细告知家属，并且将以前类似的成功案例和家属做了分享，取得了家属的理解、配合并且给家属带来了极大的信心。

4. 疼痛管理。

该患儿因创伤给身体带来疼痛导致大声哭闹、烦躁不安，利用面部表情量表（FPRS，faces pain rating scale）评估患儿疼痛程度5分，给予了布洛芬混悬液4mL口服，让患儿家属抱着患儿给予情感上的鼓励和安慰，护士在进行护理操作时动作轻柔，避免再次伤害。

（三）术中护理

1. 术前准备。

（1）患儿由急诊护士送入手术室，在手术室转换区进行核对，患儿无过敏史、无既往病史，已禁食6小时，患儿离断肢体与患儿身份、部位相符。

（2）患儿创面及离断肢体污染重，给予配备生理氯化钠溶液9 000mL冲洗伤口。

（3）备器械台2套，分别用于离断肢体、受伤肢体清创。术中留取伤口分泌物标本送检。

2. 手术体位。

患儿采用仰卧位，在静脉全身麻醉下行左胫后动脉、静脉、胫后神经吻合术；左足肌腱修复术；左足第2趾、第3趾、第4趾、第5趾跖骨骨折复位内固定术；左足跟骨骨折复位内固定术；左足撕脱皮肤回植术；左足石膏托外固定术。

3. 管道管理。

术前巡回护士选择左侧上肢建立外周静脉通道1条，麻醉后留置导尿管，手术完毕做好管道二次固定及粘贴标识。

4. 感染预防。

为防止伤口感染，术中输注抗生素0.9%氯化钠注射液100mL+头孢唑林钠0.5g静脉滴注2组。

5. 压疮预防。

（1）评估手术时间长，在手术床上垫防压疮啫喱垫，麻醉后给予患儿双上肢和右下肢进行保护性约束，在放松止血带间隙被动活动患儿的背部和双上肢。

（2）麻醉后给予患儿导尿，在患儿左下肢上1/3处绑上止血带袖带，使用袜套做衬垫，包裹平整，松紧程度以能伸入2个手指为宜，压力调节为25kPa，每隔30分钟放松1

次，间隔10分钟再充气1次，手术过程共充气3次。

6. 低体温预防。

（1）在患儿上半身及双上肢采用充气式保温毯进行保暖。

（2）对输注去白细胞悬浮红细胞采用输血加温仪，患儿共输入去白细胞悬浮红细胞2U。对输注的液体加温至37℃，冲洗伤口液体加温至38℃。

7. 器械管理。

（1）洗手护士对清创后的离断肢体要妥善保管，普通器械与显微器械分区域放置。

（2）手术台上使用显微缝针，用磁吸针盒回收缝针并清点数量及检查其完整性，严防缝针遗留切口内或丢失。

8. 术毕护理。

（1）手术结束，患儿复苏后20分钟，生命体征正常，由麻醉医生、手术医生及巡回护士共同护送回病房，麻醉医生负责头颈部保护，手术医生负责托扶双下肢，巡回护士负责托患儿背部和臀部。

（2）搬动时，患儿左下肢要略高于心脏水平，利于血液回流。

（四）术后护理

1. 生命体征观察与处理。

患儿手术历时6小时返回病房，T：38.3℃，P：163次/分，R：36次/分，BP：90/50mmHg，SpO_2：99%，由手术室带回去白细胞悬浮红细胞1U静脉滴注，持续心电监测，每小时监测生命体征、血氧饱和度和尿量的变化，同时给予持续低流量吸氧，监测24小时出入量等处理。

术后当晚患儿精神状态差，神志清，有轻微寒战。T：38.9℃，P：166次/分，R：30次/分，BP：93/50mmHg，调节室温25℃，予物理降温，给予温水擦浴，给患儿饮水500～800mL，少量多次，补充水分、帮助退热，经过处理，3小时后患儿T：37.8℃。

术后第2天复查血常规白细胞17.33×10^9/L，血红蛋白100g/L，生化结果示总蛋白46.5g/L，白蛋白29.5g/L。T：37.2℃，P：130次/分，R：28次/分，BP：96/55mmHg，SpO_2：100%，继续予补液治疗。

2. 病房环境管理。

再植肢体的成活与否，对病房环境提出了很高的要求。首先将患儿安置在再植再造专用病房，室温控制在25℃，空调的风口不能直吹患儿；其次是予鹅颈灯照射手术部位，灯泡功率为25W，高度距离床面40cm；病房要保证绝对无烟，照顾患儿的家长及探视人员也避免吸烟后靠近患儿。

3. 体位管理。

为了保证再植肢体的成活，术后患儿需采取平卧位7天，以仰卧为主，可与健侧卧位交替，膝下垫软枕，抬高患肢30°，以促进淋巴及静脉回流，减轻肿胀；保持患肢功能位，给予制动和保暖；患儿卧床期间，保持皮肤清洁干燥；每2小时协助患儿抬高臀部或翻身1次，防止压疮的发生。协助患儿翻身时，向健侧翻身，变换体位时避免牵拉引流管。

4. 早期进饮进食及营养管理。

该患儿麻醉复苏后评估其吞咽功能是正常的，听诊肠鸣音10次/分，精神状态一般，已诉饥饿，先尝试给予口服温开水30mL，观察15分钟后，无恶心、呕吐，即指导家属给予患儿喂食100mL牛奶。

由于患儿伤口创面大，液体渗出多，蛋白质丢失增多。第二天开始，指导家属给患儿喂食牛肉稀饭、鸡蛋粥、面条等清淡易消化的食物，并根据患儿日常喜欢的水果、蔬菜适当喂食，每日还给予患儿冲调300～500mL的牛奶饮用。

5. 疼痛管理。

为了防止疼痛引起血管痉挛而出现再植肢体循环障碍，该患儿术后给予了镇痛泵和口服布洛芬混悬液的两联镇痛模式。患儿白天偶有哭闹，则采取让家长陪同孩子看动画片、给孩子讲故事、放儿歌给孩子听的方式以分散其注意力；晚间则在睡前给予布洛芬混悬液4mL口服，帮助患儿入睡。

6. 再植肢体循环的管理。

术后为保证再植肢体成活，密切观察再植肢体的血运是重中之重，每小时观察1次，分别从再植肢体的皮肤颜色、皮肤温度、毛细血管回流充盈时间、组织张力四个方面来观察：

（1）皮肤颜色。再植肢体皮肤颜色应红润，与健侧的皮肤颜色一致或略红于健侧皮肤。观察色泽变化时要注意避免干扰因素，将鹅颈灯移开或关闭，在自然光线下观察皮肤的颜色。该患儿左足第2趾、第3趾、第4趾、第5趾呈暗红色，为正常颜色；左踇趾由暗紫色逐渐变为黑色，最终导致坏死无法保留而采取了截趾处理。

（2）皮肤温度。正常再植肢体的皮肤温度应在33～35℃之间，与健侧相差2℃以内，手术刚结束时皮温一般较低，通常在3小时内恢复。该患儿左足第2趾、第3趾、第4趾、第5趾皮温波动在33～35℃之间，左踇趾皮温逐渐降低至30℃。

（3）毛细血管充盈时间。正常供血的再植组织及皮肤色泽红润，轻压呈苍白色，一旦移开受压区域，在1～2秒皮肤色泽就恢复红润。该患儿左足第2趾、第3趾、第4趾、第5趾毛细血管充盈时间为1～2秒，左踇趾则不明显至消失。

（4）组织张力。是再植组织恢复血液循环后的饱满程度和弹性。正常情况下，再植肢体术后均有轻微肿胀，弹性好，皮纹正常，张力大致同健侧或略高于健侧。该患儿左足第2趾、第3趾、第4趾、第5趾组织张力正常，左踇趾则出现张力性水疱。

7. 早期活动与功能康复。

（1）早期活动与功能康复对促进肢体恢复起到关键作用。患儿卧床期间，指导家属每日给予环抱挤压按摩法按摩患肢，3～4次/天，30分/次，预防深静脉血栓和肌肉萎缩；鼓励患儿健侧肢体自主活动，如屈伸运动、踝泵运动。

（2）术后第2周。患儿1周后再植肢体成活，可起床活动，这时则需要加强关节的屈伸和下肢肌肉力量的训练。①膝关节的弯曲和伸直练习。因组织制动，会影响膝关节活动，所以必须要重视，指导家长帮助患儿被动活动膝关节，15～20分/次，1次/天。②大腿肌肉练习：抗阻伸膝、抗阻屈膝。练习大腿的绝对力量，选中等负荷（完成20次动作即感疲劳的负重量），20次/组，组间休息60秒，2～4组/天。

（3）术后第3至4周。术后2周，患儿伤口愈合，已拆线，此阶段主要进行踝关节的主被动屈伸和内外翻的功能锻炼，具体如下：①主动活动踝关节：包括屈伸和内外翻。缓慢用力，最大限度。但必须无痛或略痛，防止过度牵拉造成不良后果。10～15分/次，2次/天，锻炼后将支具佩戴好。②逐步开始被动踝关节屈伸练习：逐渐加力，10～15分/次，2次/天，锻炼后将支具佩戴好。③内外翻练习：内外翻功能训练必须在无痛或微痛的范围内，增加活动度和活动力度。因组织尚未完全愈合，不可过度牵拉，10～15分/次，2次/天。锻炼后将支具佩戴好。

8. 伤口护理。

伤口渗液、出血影响伤口愈合，易致术后伤口感染。局部出血较多时，较厚的湿纱布会降低局部皮温，也可能对血管造成压迫，因此需及时更换敷料，不可压迫止血，以免造成患肢的血运障碍。术后观察伤口敷料有无渗血、渗液，并记录伤口出血量、引流量。根据渗液情况给予更换敷料，保持伤口清洁，预防和控制感染，促进伤口愈合。

该患儿术后伤口渗血渗液较多，湿透外敷料，每日给予伤口换药，保持敷料清洁干燥。术后第5天，伤口渗血渗液较前减少，继续予以每日伤口换药，术后第10天，伤口敷料仅有少量淡黄色渗液，给予隔天换药，术后2周，伤口愈合，给予拆线。

9. 用药管理。

小儿肝肾功能、血脑屏障发育不完善，对药物的代谢及解毒功能差，药物易通过血脑屏障到达神经中枢，而且年龄不同，对药物的反应不同，药物的毒副作用也有所差别。而再植术后需常规使用抗炎、抗凝、抗痉挛等药物，因此须密切注意观察药物的疗效及不良反应。

（1）抗生素。外科手术后常规使用抗生素来预防伤口感染。该患儿使用头孢唑林钠0.5g（先锋Ⅴ）静脉滴注，用药期间观察患儿未出现恶心、呕吐及过敏反应等症状，监测肝、肾功能均正常。

（2）抗血管痉挛药物。再植术后一般均需常规肌内注射盐酸罂粟碱解痉，预防血管痉挛的发生。但对血管条件好、缝合质量高的再植患儿可不使用盐酸罂粟碱肌注，以免注射时小儿紧张，引起大声哭闹、反抗，反而导致血管痉挛的发生，所以该患儿术后未使用盐酸罂粟碱。

（3）抗凝药物。为了改善患者微循环，降低血液黏稠度，防止发生血管栓塞，通常使用右旋糖酐40葡萄糖注射液扩充血容量，使用低分子肝素钠注射液皮下注射，预防静脉血栓形成，或用0.9%氯化钠注射液500mL+肝素钠注射液6 250IU 24小时持续静脉滴注，连用3～5天。

该患儿使用右旋糖酐40葡萄糖注射液，使已聚集的红细胞和血小板解聚，还可以降低血液黏滞性，改善微循环。用药期间观察患儿无过敏反应、头晕、皮肤黏膜出血及伤口出血，无排尿困难、穿刺部位肿胀疼痛等现象。

10. 睡眠管理。

患儿手术当晚返回病房时精神状况差，出现轻度嗜睡，遵医嘱给予补液后，术后第1天精神状况好转，但因环境陌生，伤口疼痛，且患肢要求制动，而患儿不能好好配合，睡觉时会不自主地活动肢体，导致睡眠欠佳。

护士在进行操作时动作轻柔，与患儿沟通给予鼓励和安慰，消除对环境的陌生感与害怕感，取得患儿的配合。交代家长将患儿平时喜欢的玩具和故事书带来医院，在临睡前给患儿讲故事分散其注意力，之后患儿睡眠得以改善。

11. 排泄管理。

（1）排尿管理。患儿因失血多，手术时间长，且要观察出入量的平衡，即在麻醉后给予留置导尿管，术后患儿留置导尿管返回病房，保持导尿管固定通畅，引流出淡黄色澄清尿液，留置导尿管期间，保持尿道口清洁，鼓励患儿每天饮水约1 000mL。第2天生命体征平稳，即拔除导尿管，患儿能自行排尿，每次将尿排入有刻度的尿壶，家长协助做好尿量的记录。

（2）排便管理。该患儿术后绝对卧床1周，术后3天未解大便，经评估发现患儿既往大便习惯正常，1次/天，卧床期间因运动减少，肠蠕动减慢，又因排便环境和体位的改变，导致便秘的发生。通过与家属的沟通，指导其帮助患儿顺时针按摩腹部，讲解床上使用便盆的方法，鼓励督促患儿每天饮水1 000mL，水果可选择火龙果、橙子、香蕉等，3天后，患儿仍不能自行排便，给予开塞露塞肛后即排出大便。患儿第4天之后大便恢复正常，1次/天。

12. 预防并发症。

（1）血管危象。血管危象是肢体再植术后常见且最严重的并发症，它分为动脉危象和静脉危象，具体区分如下表（表5-1）。

表5-1　动静脉危象对比观察表

血管危象	皮肤颜色	毛细血管反应	皮肤温度	组织张力
静脉危象	皮肤颜色发绀、暗红、发紫，严重者呈暗紫或黑色	毛细血管反应时间<1秒或消失	皮温逐渐下降	组织张力增高，皮肤表面出现水泡
动脉危象	皮肤颜色苍白，或由红润变为浅灰色，或为花斑状	毛细血管反应延长至3～4秒或无毛细血管充盈现象	皮温较健侧下降4～5℃	组织张力降低

血管危象如不及时处理，可造成血栓形成或血管闭塞而导致再植肢体坏死。对于该患儿的护理我们采取了以下处理措施：①术后所有治疗和护理如注射、换药、输液等动作轻柔，避免造成疼痛刺激。②纠正血容量不足，维持有效的血液循环，该患儿术后每天给予2 000mL的输液量。③患肢有效制动，保证体位舒适。包扎松紧适宜，避免压迫，包扎时暴露出再植部分以便于观察。④加强保暖，术后初期最容易发生血管危象（表5-1），在此期间的保暖则更为重要。室温保持在25℃，肢体裸露部位用棉毛巾遮盖，提高局部温度，患处用25W的烤灯做局部照射。⑤解痉、扩管药物的应用，病房禁止吸烟，包括吸入二手烟，避免香烟中含有的尼古丁引起血管痉挛。该患儿术后使用低分子右旋糖酐静脉滴注抗痉挛。

（2）感染。注意抗感染治疗，增强全身抵抗力，手术中彻底清创，局部外用抗生素，术后如发现有感染的征象，应及早拆除缝线，充分引流，以防感染扩散。此外，保证病房空气消毒，2次/天，定时通风换气，严格限制探视人员，防止交叉感染。该患儿未发生感染。

（3）关节僵硬。足踝部术后由于长时间石膏外固定，会导致患肢关节僵硬，应向家属及患儿讲解功能锻炼的重要性，正确指导家属帮助患儿做一些简单的预防性训练，维持正常的肌张力和关节功能。

该患儿术后左踇趾最终坏死（坏死部分进行了第2次手术，术后恢复良好），其余部分存活，创面未发生感染，指导患者早期活动健肢及患肢膝关节屈伸运动，并在患儿能承受的范围内活动患肢踝关节，术后未发生关节僵硬。

三、患者结局

患者良好的结局对提高断肢再植术后患者的生活质量和社会功能、患者的自我效能感有着深远的意义。

1. **患者体验**。

该患儿受伤后辗转5家医院，均被告知需截肢处理，后由救护车送至我院，主管医生与家长讨论手术方式，可尝试断肢再植，但存在失败的风险，需做好心理准备，家长表示理解并相信医生。手术给予断肢再植术，术后在医生、护士和康复师的精心治疗和护理下，为患儿制订了一套完善的康复计划，最终患儿不但断肢再植成活，而且最大限度地保留了患肢的功能，使患儿能正常行走和跑跳，家长非常感激，怀着感恩的心为医护人员书写感谢信1封和赠送锦旗3面。

2. **疾病的转归**。

（1）患儿术后卧床1周后，再植肢体成活，可由家长抱起离床活动。

（2）患儿术后2周，伤口愈合给予拆线，由我院康复科介入，给予康复治疗。

（3）患儿在康复科治疗了4周后出院，此时功能已达到踝关节背伸-10°～10°，跖屈10°～20°，可慢速行走，但力量仍然不够，需继续进行力量的锻炼。

四、延续护理

患儿出院前期，由主管医生、管床护士和康复治疗师共同讨论并且制订一套适合患儿的居家康复训练方案，教会患儿家属。患儿出院后，由家属监督并指导患儿继续在家进行下肢负重练习，医生、护士则定期电话、微信随访，必要时上门或者交代家属带患儿来院复诊。

1. 居家康复训练。

（1）踝关节及下肢负重练习。前跨步、后跨步、侧跨步，要求动作缓慢、有控制、上体不晃动。力量增加后，可双手提重物，增加负荷20次/组，组间休息30秒，2～4组/次，2～3次/天。

（2）强化踝关节周围肌肉力量。抗阻勾脚、抗阻绷脚、抗阻内外翻30次/组，组间休息30秒，4～6组/次，2～3次/天。

（3）术后8周。此期主要是强化踝关节训练，但骨折愈合尚在生长改建期，故练习及训练应循序渐进，不可勉强或盲目冒进。且应强化肌力以保证踝关节在运动中的稳定，并应注意安全，绝对避免摔倒。具体训练如下，①强化踝关节和下肢的各项肌力：静蹲2分/次，休息5秒，共10分钟，2～3次/天。提踵：训练量同上，从双腿过渡到单腿。抬脚前向下练习：要求缓慢有控制，上体不晃动20次/组，组间休息30秒，2～3次/天。②强化踝关节的活动度：保护下全蹲，双腿平均分配力量，尽可能使臀部接触足跟3～5分/次，1～2次/天。

（4）术后12周。①3个月后可以开始由慢走过渡到快走练习。②6个月后开始恢复体力劳动和运动。

2. 随访。

患儿手术后12个月后来我院复查，可行踝泵运动、骑脚踏车（图5-5）、上下楼梯、跑步、立定跳远等日常运动。

五、反思

虽然该患儿再植肢体成活且功能也达到较为理想的状态，但在整个护理过程中，还是存

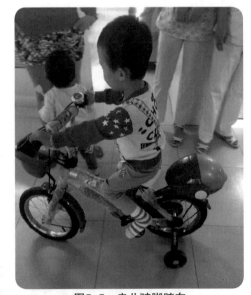

图5-5 患儿骑脚踏车

在值得我们思考的问题，主要有以下两点。

1. 换药疼痛的处理。

患儿住院期间换药是一个困扰医护人员的问题，伤口面积较大，渗液较多，初期换药较频繁，由于疼痛和恐惧，患儿每次换药配合程度极低，哭闹不止，这样不但增加了换药的难度，也容易导致再植肢体循环障碍。但由于患儿年龄较小，频繁使用静脉、肌内注射或者口服止痛药的方法都不太可行，我们当时采取的办法主要是分散注意力的方法，让患儿妈妈抱着孩子，给孩子看喜欢的动画片。但是患儿由于恐惧加上疼痛，效果甚微。据文献报道，在给创面较大、对疼痛敏感的成年患者换药时可提前半小时给予口服镇痛药或者肌内注射止痛药，可有效缓解疼痛，但对于小儿换药则尚无报道。

2. 患肢功能锻炼。

断肢再植成功后，肢体功能的训练尤为重要，但由于患儿年纪太小，加上疼痛和恐惧，配合程度不高，导致康复的进展较缓慢，功能恢复的时间较长。该患儿主要的康复项目有物理治疗和手法，在康复训练期间，康复治疗师与患儿及家长建立了良好的医患关系，每次患儿做康复前，先做痛苦较小的理疗仪器项目，然后再做比较痛苦的手法训练，且一边进行一边和患儿聊天，有时还给患儿看动画片，以分散患儿注意力，达到最佳训练效果。在每次康复结束后还奖励患儿喜欢的棒棒糖，让患儿情绪快速从痛苦转为喜悦，为下一次的康复训练奠定了一定的基础。随着康复训练的循序渐进和患儿功能的逐渐恢复，还有患儿的配合程度日益增高，使得家长和治疗师的信心也越来越足，最终在大家的共同努力下，患儿功能恢复到受伤前的80%，跑步、跳跃、骑车均能完成。

◆ **参考文献**

崔焱，2008. 儿科护理学［M］. 4版. 北京：人民卫生出版社，82.

高慧秋，傅育红，陈丽萍，2012. 小儿断指再植的不利因素分析及护理对策［J］. 实用医学杂志，28（09）：1557-1559.

李丽，2013. 小腿脱套伤患者皮肤原位回植术后的护理［J］. 天津护理，21（4）：317-318.

吕青，王爱兰，丁自海，等，2001. 现代创伤显微外科护理［M］. 北京：人民军医出版社，8-199.

彭刚艺，刘雪琴，2013. 临床护理技术规范（基础编第二版）［M］. 广州：广东科技出版社，7-8.

燕铁斌，2015. 骨科康复评定与治疗技术［M］. 4版. 北京：人民军医出版社，441.

赵玉江，王善峰，郭宝珠，2012. 足踝部撕脱离断再植临床效果观察［J］. 基层医学论，16（14）：1793-1794.

第六章
上肢绞伤修复重建术
患者快速康复全过程护理

患者韦某，男，28岁，因工作时不慎被机器挤压左上肢，致肘关节、前臂近端及上臂远端出血、软组织缺损、肢体畸形、活动受限，由工友送入我院。急诊拟：①创伤性失血性休克；②左上肢动脉断裂、肱骨开放性骨折；③左肘部复合组织缺损收入院。

患者入院时T：36.7℃，P：120次/分，R：28次/分，BP：120/68mmHg，伴随烦躁、面色苍白、心率增快、四肢湿冷。左肘部见一约15cm×12cm×5cm皮肤肌肉软组织缺损、创面活动性出血、严重污染、重度挫伤、混有大量机油、泥沙等污染物、骨折断端外露、成角畸形、错位，左前臂及左手主动活动障碍（图6-1）。

患者入院后迅速完善术前准备，开通绿色通道送入手术室进一步抢救，气管插管全身麻醉下行：①左上肢血管神经肌腱探查修复术（图6-2）；②肱骨骨折复位外固定架固定术；③右股前外侧皮瓣移植修复左上肢创面（图6-3）；④右小腿血管移植术；⑤异体神经移植修复正中神经缺损。术后皮瓣成活、骨折愈合良好、成功重建屈伸腕功能（图6-4），患者能生活自理，已重新走上工作岗位。

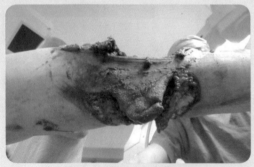

图6-1　受伤时左上肢外观

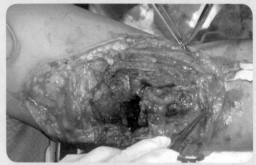

图6-2　术中探查神经血管肌腱断裂

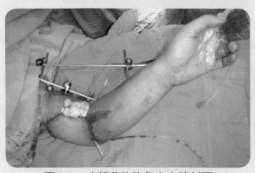

图6-3　皮瓣移植修复左上肢创面

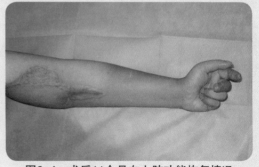

图6-4　术后11个月左上肢功能恢复情况

一、概念

修复重建术是以修复缺损、重建功能、改善外观为宗旨，主要采用自体或同种异体组织移植、人工材料代替及康复医疗措施等达到减少伤残、改善生活质量的目的，即结构、功能、形态的结合与统一。

上肢修复重建术包括：①软组织缺损的修复；②周围神经缺损的修复；③肢体血循环功能重建；④关节功能重建；⑤上肢骨缺损的修复；⑥肌腱缺损的修复；⑦先天性手及上肢畸形的功能重建。

二、上肢绞伤修复重建的护理

（一）入院评估

1. 术前评估。

患者神志淡漠、面色苍白、四肢湿冷，T：36.7℃，P：120次/分，R：28次/分，BP：120/68mmHg，考虑创伤性失血性休克代偿期。严密观察患者生命体征、面色、四肢及末梢循环情况，警惕休克加重。

2. 专科评估。

（1）患者左上肢前臂近端、左肘关节及左上臂远端见一约15cm×12cm×5cm皮肤及肌肉软组织缺损、创缘不整、严重污染、重度挫伤、混杂大量机油、泥沙等污染物，伤口内出血活跃、骨折断端外露、成角畸形、错位。

（2）患者左上肢活动性出血，立即给予气压止血带止血，并记录使用时间。

（3）触诊患肢皮肤的感觉、温度、弹性、软组织质地、毛细血管反应，判断肢体的血液循环及感觉功能。患者左手感觉麻木，肢体发凉、皮肤苍白、无毛细血管反应。左肘关节、腕关节及左手主动活动障碍。

3. 辅助检查。

患者经医院绿色通道快速进入手术室进行手术，迅速抽血检查结果如下：血常规显示白细胞偏高$15.68×10^9$/L，B型血，凝血四项结果正常，电解质显示葡萄糖偏高8.77mmol/L，肌酸激酶偏高353.5U/L，予交叉配血并备红细胞3U，一并送入手术室。

（二）术前准备

1. 迅速建立静脉通道。

立即建立2条静脉通路快速补液，分别选择头静脉和贵要静脉，用20号留置针穿

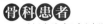
刺，妥善固定，防止患者躁动不安引起留置针堵塞或脱落。同时吸氧、保暖，留置导尿管，记录尿量。

2. 创面处理。

患者左上肢存在活动性出血及剧烈疼痛（图6-2），使用气压止血带止血、不宜反复打开包扎敷料及清创。皮肤准备：剪短左侧腋毛，修剪指甲，送入手术室，待麻醉后用过氧化氢和生理氯化钠溶液清洁左上肢，彻底清洁创面；温水清洁双下肢供区，髂前上棘至足趾尖。

3. 术前心理疏导。

面对突如其来的严重创伤，且面临危及生命的紧急情况，患者紧张、恐惧、绝望及不安全感成为首要特征，护士在第一时间安慰患者及家属，积极应对患者及家属的需求，帮助患者建立安全感、平复紧张情绪，向患者讲解成功的手术案例，取得患者及家属的充分信任与配合。

4. 术前饮食指导。

患者入院时，情况紧急、存在危及生命的休克症状，入院时立即交代患者家属，患者应禁食禁饮，做好急诊手术准备。

5. 术前疼痛管理。

患者经历严重的创伤，NRS评分10分，遵医嘱立即给予肌内注射止痛药盐酸哌替啶50mg，评估镇痛效果。解除疼痛刺激源，对患者的开放性创面止血、包扎、固定。帮助改变体位、减少压迫，满足患者对舒适的要求。

（三）术中护理

1. 术前准备。

（1）患者经绿色通道由急诊护士平车送入手术室，巡回护士与急诊护士进行交接，核对患者身份，患者呈痛苦面容、面色苍白，诉受伤肢体疼痛，测T：36.5℃，P：120次/分，R：20次/分，BP：120/68mmHg。

（2）洗手护士首先准备1套手术器械台，用于受伤肢体第1次清创。

（3）肢体伤口挫伤重，创缘不整，污染重，首先用过氧化氢、生理氯化钠溶液10 000mL反复冲洗伤口3遍。

2. 手术体位。

患者采用仰卧位，左上肢外展80°。在气管插管全身麻醉下行左上肢血管神经肌腱探查修复术；肱骨骨科复位外固定架固定术；右股前外侧皮瓣移植修复创面；右小腿血管移植术；异体神经移植修复正中神经缺损。

3. 管道管理。

术前巡回护士选择右侧上肢建立外周静脉通道1条，麻醉后留置导尿管，手术完毕切口放置引流管，做好管道二次固定及粘贴标识。

4. 感染预防。

为防止伤口感染，术中0.9%氯化钠注射液100mL+头孢他啶2g静脉滴注。

5. 压疮预防。

（1）分别在枕部、肩胛部、骶尾部、左侧足跟部给予啫喱减压垫，以防压疮发生。

（2）消毒铺巾后在左上肢上1/3处绑无菌止血带袖带，并使用无菌治疗巾做衬垫，上肢压力调节190mmHg，时间≤60分钟；术中共充气3次。

6. 植入物管理。

患者肱骨骨折采用外固定支架固定，上固定架前洗手护士、巡回护士和主刀医生三方共同核对型号，巡回护士负责完成植入物标识留档，一份跟随病历保存，另一份手术室留档保存。

7. 器械管理。

（1）洗手护士将右大腿取下的股前外侧皮瓣组织用生理氯化钠溶液湿纱布包裹并放置于专用器械盒，妥善保管。

（2）普通器械与显微器械分区域放置，及时清点使用完的显微缝针，清点完交给巡回护士存放在手术间固定位置，在手术结束后再次共同清点。

8. 术毕护理。

手术结束无压疮、低体温并发症发生，术毕夹闭引流管进行转运，由麻醉医生、手术医生及巡回护士共同护送患者回病房，麻醉医生负责头颈部保护，巡回护士与手术医生使用过床板将患者安全转移到平车上，过床时手术医生双手托扶患肢。

（四）术后护理

1. 生命体征观察与护理。

患者历经9.5小时手术，返回病房时T：36.8℃，P：90次/分，R：20次/分，BP：141/84mmHg，持续心电监护，半小时巡视1次患者，吸氧，记录出入量，复查血常规，关注患者血红蛋白、红细胞计数。术后第1天复查血红蛋白88g/L，患者中度贫血，饮食中增加瘦肉、鸡蛋、菠菜等含铁的食物，同时调整输液量，术后第4天复查血红蛋白99g/L，术后第12天复查血红蛋白120g/L，继续补液治疗，同时加强营养。

2. 体位管理。

术后患者卧床休息7天，保持左上肢外展15°，患肢下垫一软枕，抬高30°，促进静脉回流，减轻肿胀。保持患肢外固定支架稳定，避免碰、擦。右大腿连接负压引流装置，相对制动，右大腿保持外展中立位，腘窝下垫一软枕。

3. 早期进饮进食及营养管理。

气管插管全身麻醉术毕，患者安返病房，充分评估患者完全清醒、吞咽功能正常、有肠鸣音、有进食意愿，无恶心、呕吐症状，协助患者饮水50mL，无不适后，指导患者逐步过渡到正常饮食。

术后第1天恢复正常饮食，但患者血红蛋白低于正常，护士建议家属准备富含铁剂、易消化的饮食。

4. 疼痛管理。

疼痛是该患者术后必然面临的问题，对患者而言，会影响患者的睡眠、食欲、情绪，疼痛使机体释放损伤因子，导致小血管强烈收缩，易诱发血管危象，影响移植皮瓣的成活。因此采取有效及时的镇痛措施尤其重要。

（1）患者术后留置静脉镇痛泵，术后NRS评分2分。

（2）物理止痛，应用灯烤的热疗法减轻局部疼痛。

（3）尽可能满足患者对舒适的需求，安排居住再植再造专用病房，帮助变换体位、减少压迫，做好身体清洁卫生护理，保持室内环境舒适，减少噪声。

（4）指导患者参加感兴趣的活动，看书、听音乐、与家人交谈、深呼吸、放松按摩等分散注意力、减轻疼痛。做好家属的工作，良好的家庭支持系统有助于缓解患者紧张、低落等负性情绪，减轻患者对伤害性刺激的痛反应，从而减轻疼痛。

5. 移植皮瓣血液循环的管理。

严密观察左肘部皮瓣的颜色、皮温、毛细血管充盈时间等，这些是反应移植皮瓣成活与否的重要指标。

（1）皮温监测。术后使用温度探测仪监测皮瓣血运，患侧皮温与健侧皮温大致相同或略低，温度探测仪波形基本一致；若患侧皮温波形与健侧皮温波形对比，突然出现高峰值或低峰值，预示可能有感染征象或发生动脉危象，应给予处理。

（2）皮瓣色泽观察。皮瓣颜色改变是判断血运的主要依据。皮瓣血运正常，颜色红润，毛细血管反应灵敏，用消毒棉签轻压皮瓣，受压处苍白，移去压迫物2～3秒内转为红润。应在自然光下观察，将烤灯移开，避免干扰因素。皮瓣张力正常。术后72小时内警惕血管危象的发生，需每小时严格观察记录一次。患者皮瓣颜色红润，棉签轻压皮瓣2秒转为红润。

（3）皮瓣血肿观察。正常情况下，术后皮瓣有轻度肿胀，是创伤所致的正常组织反应，48小时达高峰，以后逐渐减退。如48小时后出现皮瓣渗血增多、肿胀明显，继而出现皮肤发紫，皮温低于正常皮肤等症状，需及时查明原因对症处理。因此48～72小时内严格观察皮瓣引流及渗血的情况，是预防皮瓣血肿的关键。患者皮瓣在术后36小时达肿胀高峰，后逐渐消肿，未出现渗血增多现象，皮瓣张力适中。

6. 早期活动与功能康复。

（1）术后1周。患者卧床休息，上肢未固定关节可主动活动，具体上肢运动如下：①前臂肌群进行小幅度静力收缩，早期5～10次/组，逐渐增加至10～15次/组，3组/天；②上肢减重状态下，做耸肩运动，早期5～10次/组，逐渐增加至10～15次/组，3组/天；③下肢可做踝泵、直腿抬高及空蹬自行车运动。

（2）术后2～4周。初步判断左肘部皮瓣成活，此期以促进伤口愈合、消肿、止痛及控制感染为主，可采用微波、紫外线、红外线灯减轻炎症，控制肿胀，减轻疼痛，同时鼓励患者适度运动上肢，以减轻瘢痕和神经周围粘连的发生，同时术区有多根肌腱吻合，活动时严格掌握力度和幅度，避免吻合肌腱再次断裂，可进行以下早期活动指导：①屈腕、伸腕、尺偏、桡偏，早期每个动作5～10次/组，逐渐增加至10～15次/组；②增加肩关节活动度训练，前屈、后伸、外展、内收，早期每个动作5～10次/组，逐渐增加至10～15次/组，3组/天。

（3）术后4～6周。此期主要控制瘢痕增生，减轻肌腱、神经与周围组织的粘连，加强感觉训练，逐渐增加未固定关节主动训练的活动度，主动训练以不引起疼痛为度，同时结合神经肌肉电刺激仪、频谱治疗、中药热敷、超声波、激光等松解粘连，控制瘢痕增生。具体指导如下：①保护觉再训练　用针刺、冷、热、深压刺激被训练区，让患者体会每一种感觉的特点，通过闭眼感受、睁眼加强，反复训练直至重新建立感觉信息处理系统，恢复原有的保护觉。②定位觉再训练　患者闭眼情况下，敲击掌侧，让患者用健手指出敲击的部位，然后睁眼学习，反复训练直至重新建立感觉信息处理系统，恢复原有的定位觉。形状觉、织物觉的训练方法同定位觉，只是训练物品不同。③瘢痕按摩　a.徒手按摩：顺着瘢痕方向，前后缓慢推动，至末端维持5秒。左右按摩：垂直瘢痕方向，左右缓慢推动，至末端维持5秒。按住瘢痕周围皮肤，缓慢做画圈运动5秒。由近向远推动：按住瘢痕周围皮肤，由近端向远端推动，然后瘢痕处相应肌群主动做向近端活动的运动。b.吸湿罐按摩：将吸湿罐吸在瘢痕组织部位，垂直方向用手按2～3秒，然后左右、前后晃动抽吸瘢痕组织。

（4）早期活动与功能康复的原则。①幅度由小到大、次数由少到多、时间由短到长；②每天反复多次练习，每组间休息5～10秒；③活动某一关节时要适当固定邻近关节，防止邻近关节代偿活动；④用适当的力量做一定时间的关节牵引，力度以可耐受为度，避免使用暴力，特别是术后早期的患者尤须注意。

7. 伤口护理。

患者左肘部伤口愈合良好。右大腿供区伤口愈合不良，经取伤口分泌物作细菌培养后确诊为里昂葡萄球菌感染及金黄色葡萄球菌感染，采取床边隔离，避免交叉感染，同时在床头卡及病历上标识接触隔离，提醒医务人员及家属严格执行消毒隔离措施。每天伤口换药1次，并蓝光及红外线交替治疗。术后18天患者供区右大腿部伤口愈合良好，连续2次取伤口分泌物作细菌培养结果呈阴性。

（1）患者左肘部切口较长、皮肤张力较大，术后15天采用间断拆线法拆除部分缝线，3天后拆除左肘部全部缝线。

（2）右大腿供区创面大，不能一期缝合，采用延期缝合。

8. 管道管理。

术后左肘部有伤口引流球，左手及右大腿均有伤口负压引流机辅助愈合治疗，注意观察引流球及引流管有无堵塞、漏气、折管等，如有异常及时处理。

9. 用药管理。

（1）抗凝。低分子肝素钠注射液，用药期间观察患者无头晕、无皮肤黏膜出血及伤口出血等情况。

（2）抗痉挛。山莨菪碱及盐酸罂粟碱，观察患者无排尿困难，注射部位无肿胀疼痛等现象。

（3）抗感染。予头孢他啶和盐酸左氧氟沙星氯化钠注射液静脉滴注，用药后观察患者无发热、皮疹、心悸、胸闷、恶心呕吐、腹胀腹泻等情况发生，关注患者的血常规及伤口细菌培养结果，以及时调整用药。

10. 排便管理。

术后患者卧床1周，卧床第3天发生便秘，采取以下干预措施。

（1）腹部按摩。早、晚餐后30分钟进行腹部按摩，按摩前排空小便，双手示指、中指、环指重叠放在脐上四横指处，依据结肠的走行方向，由升结肠→横结肠→降结肠→乙状结肠做环形按摩，手法由轻到重，再由重到轻，能起到刺激肠蠕动的作用，并增加腹部压力，促进排便。

（2）指力刺激。修剪指甲，戴手套、涂润滑剂伸入肛门2cm轻柔快速的做环状刺激，15～20秒/次。

（3）经以上措施患者便秘改善不明显，遵医嘱口服酚酞含片，每晚2片睡前服用；使用开塞露通便剂，软化粪便、润滑肠道、刺激肠蠕动，患者便秘得到缓解。

11. 预防并发症。

（1）切口感染。患者术前伤口污染严重，感染率增高，采取以下干预措施：①遵医嘱做细菌培养及药敏试验，培养显示生长中等量里昂葡萄球菌，根据药敏试验选用敏感抗生素。②换药时严格执行无菌操作，病房保持适宜温湿度（温度24～26℃，湿度40%～60%），保持空气流通，控制病房探视人数。③遵医嘱进行血液光量子自体免疫三氧血回输治疗，医用三氧接触血液可产生过氧化氢，三氧和过氧化氢是两种强氧化剂，进入体内可直接杀死细菌、病毒或体内病变的细胞并将其清除，从而达到抗炎抗感染的功能。④伤口局部进行紫外线照射。

经以上措施干预后，1周后细菌培养阴性，伤口愈合良好。

（2）血管危象。主要表现为以下几方面。①动脉供血不足：皮瓣颜色苍白，或由红润变为浅灰色，或为花斑状，局部温度下降3.0～4.0℃，毛细血管充盈时间延长至3～4秒。如出现动脉供血不足，应用解痉、止痛药物，观察30分钟仍无改善者，应立即行手术探查。②静脉回流受阻：皮瓣多呈发绀，皮温逐渐下降1.0～2.0℃，毛细血管回流充盈时间＜1秒，组织水肿，皮肤表面出现水泡，严重者皮瓣呈黑紫色。如出现静脉回流受阻，应立即更换伤口周围敷料，清除伤口积血，拆除1～2针伤口缝合线，缓解静脉压力。如无明显缓解，应立即行手术探查。患者毛细血管反应稍偏慢，加强观察。③0:00—5:00是血管危象的高发时段，其主要原因包括：a. 夜间患者进入深睡眠状态，基础代谢率低，血流慢；b. 凌晨室温下降易导致动脉痉挛；c. 夜间迷走神经张力增高，使小血管处于收缩状态；d. 机体疲劳，夜间熟睡后，体位不易控制，易压迫肢体造成血液回流缓慢或使血管受牵拉出现反射性痉挛。因此，护士要加强夜间巡视，及时纠正不正确体位，检查烤灯情况，有效杜绝夜间血管危象发生。

（3）左上肢肌肉萎缩、关节僵硬。预防措施包括以下几方面。①术后保持左上肢外展15°，患肢下垫一软枕，抬高30°，右下肢保持外展中立位，腘窝下垫一软枕，防止足下垂。②尽量缩小固定范围和缩短固定时间，该患者骨折愈合过程中拍片复查示：肱骨远断端向背侧移位，术后6周拆除部分外固定架，缩小固定范围。固定期间进行邻近未固定关节的主被动运动。③一旦拆除固定装置，及时进行患肢的关节活动训练，以免造成关节僵硬。

三、患者结局

1. 患者体验。

患者受伤后伤势严重且伴随危及生命的休克症状，患者及家属刚入院时紧张、恐惧、焦虑，主管医生与患者及家属交谈手术方式，以抢救生命为主，术中会根据情况适当调整手术方式，患者及家属表示理解并信任医生，积极配合手术。手术后患者安然度过休克期，并成功保住上肢外观。术后早期康复介入，康复医师、康复治疗师、护士为患者制订一套完整的康复计划，最终肘部外观满意，且最大程度恢复了上肢的屈伸肘、握拳等主要功能，恢复生活自理，初步具备重返工作岗位的条件。患者及家属非常感激，亲自书写感谢信及制作锦旗送给医护人员。

2. 疾病的转归。

（1）患者术后卧床1周后，游离皮瓣成活，外固定对位良好，大腿负压吸引正常，可由家人搀扶协助在病房内行走。

（2）4周后转入我院康复科进一步治疗，患者在康复科进行规范系统康复治疗，至出院时左上肢功能已达：屈伸肘0°～90°，腕背伸50°，腕屈55°，左手握力4磅

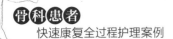

（1.814kg），已基本具备生活自理能力。

四、延续护理

患者出院前，由手术医生、康复医师、康复治疗师、责任护士共同为患者制订一套左上肢功能训练方案，此期利用不同训练器具加强肌力及关节活动度的训练，渐进性抗阻运动，例如：沙袋、哑铃、握力球等，进行前臂及上臂的肌力训练，可结合水疗，增加肌腱的滑动性，晚期康复以抗阻运动和作业疗法为主，加强上肢肌力和关节活动度训练，以帮助患者逐步恢复生活自理和动态工作能力。

1. 康复功能锻炼。

（1）肩周肌群抗阻训练。站立位，双上肢自然下垂，将合适重量沙袋置于患侧肩部，双肩同时用力向上提起，末端保持5～10秒。

（2）肘关节活动度及上肢抗阻训练。屈肘、伸肘、前臂旋前旋后、左手搭右肩、左手搭右腰（前、后），要求训练时固定邻近关节，防止代偿。每个动作15～20次/组，组间休息30秒，2～4组/次，3次/天。

（3）上臂肌群肌力训练。上述关节活动度的基础上逐渐过渡到手持哑铃、前臂绑沙袋进行抗阻训练，每个动作15～20次/组，组间休息30秒，2～4组/次，3次/天。此外可随时进行上肢肌群静力收缩，左手抓握握力小球，末端维持5秒慢慢松开，逐渐过渡到握力器进行训练。与手持哑铃、前臂绑沙袋交替进行。

（4）关节活动度训练。①肩关节：指导患者进行前屈、后伸、外展、水平外展、内旋、外旋，进行肩关节全范围训练。②肘关节：指导患者进行屈肘、伸肘及前臂旋前、旋后训练。③腕关节：指导患者进行屈腕、伸腕、尺偏、桡偏训练。

2. 随访。

患者术后14个月来院复查，肘关节屈伸0°～130°，握空心拳，左肩关节、腕关节活动度正常，左上肢肌力4级。

五、反思

该患者通过多种移植修复重建成功保住左上肢外观，早期规范的康复治疗，获得令患者满意的功能，这与医生高超的显微技术，护士细致专业的观察处理，治疗师精准的康复治疗方案、患者的积极配合、家属的信任和支持都是分不开的。追溯患者的整个治疗过程，有几个问题值得我们反思。

1. 预防严重污染创面感染。

患者受伤时创面污染严重、手术时间长（9.5小时）、出血量大（500mL），增加术后感染率和皮瓣坏死的风险。临床工作中把预防伤口感染放在首位，每次换药时密切关注伤口愈合情况，根据伤口愈合情况调整换药次数，换药时取分泌物做细菌培养+药敏，及时调整敏感抗生素，并观察药物疗效。同时调动科间合作，为术后患者进行臭氧大自血治疗1周，调节机体免疫力，增加全身抗感染的能力，从局部到全身贯穿抗感染的思维，通过以上综合医疗护理措施，患者左上肢伤口达到一级愈合，右大腿供区出现伤口感染现象，经积极对症处理，并未出现难以控制的伤口感染，最终愈合情况良好，达二级愈合。

2. 周围神经功能恢复。

周围神经的恢复在医学上至今都是难题，患者正中神经断裂缺损长达10cm，术中异体神经移植修复，术后11个月，正中神经支配的运动及感觉功能恢复良好，与高超的显微技术及早期规律的康复指导是分不开的，二者缺一不可，且神经的恢复有时限性，术后早期通过各种康复治疗措施防止神经粘连、恢复神经再通，最终才能获得满意的肢体功能。

3. 心理护理。

患者在第1次手术后很沉默，不愿过多与人交流，护士意识到该患者有心理健康问题，需要有人开导、陪伴，患者家人远在外省不能及时过来，针对患者的心理健康问题，我们请社工服务机构介入，安排一名社工一对一，每天陪伴患者说话、聊天，患者渐渐开朗很多，也愿意与人沟通交流，诉说受伤时及治疗的感受等。这种社工服务机构作为第三方机构服务患者，改变过去医-护-患的固有模式，可有效疏通患者就诊过程中的系列问题，例如：沟通解释、引导带路、倾听陪伴等，值得借鉴推广。

4. 职业安全防护。

在工业化发达的今天，患者发生如此严重的机械绞伤，且是一位28岁的未婚男青年，今后无论是面临成家还是就业，这次受伤必定会给他及家庭带来深远的影响，让人痛心。同时，我们更应关注那些正在作业线上的工人，他们的安全生产宣教到位了吗？引起重视了吗？我们作为医护人员是否可以从医学的角度制作宣教视频、手册，对工人进行宣教从而起到警示作用，将这类生产事故降到最低。其中涉及人文、伦理、表现方式及手法、接洽等，需要多学科合作完成，是一个有待被关注的问题。

◆ **参考文献**

郭锦丽，程宏，高朝娜，2018. 骨科专科护士实操手册［M］. 长春：吉林大学出版社，55-56.

劳杰，徐世保，2013. 手和上肢修复重建［M］. 北京：人民军医出版社，415-416.

李龙，李兵，江健，等，2015. 不可逆桡神经损伤的手功能重建［J］. 中国修复重建外科杂志，11（26）：65-67.

刘晓峰，王立胜，隋强，等，2012. 正中神经损伤后动力性对掌功能重建［J］. 中国修复重建外科杂志，30（12）：30-31.

马凌，李艳芬，李卉梅，2018．康复护理技术操作规范［M］．广州：广东科技出版社，109–110.

钱俊，芮永军，张全荣，等，2015．桡侧腕长伸肌腱转位重建再植拇指伸指功能的临床应用［J］．中华手外科杂志，2（6）：262–263.

孙晓春，李文捷，刘伟萍，2009．手外科围术期护理［M］．上海：复旦大学出版社，98–100.

许红璐，肖萍，2013．临床骨科专科护理指引［M］．广州：广东科技出版社，246–247.

尤科，徐磊，周荣，等，2017．先天性拇指发育不良并拇长伸屈肌腱缺如功能重建一例［J］．中华手外科杂志，1（21）：375–377.

郑彩娥，李秀云，2017．实用康复护理学［M］．北京：人民卫生出版社，564–566.

朱伟，王澍寰，张友乐，等，2003．拇短屈肌重建拇对掌功能在断腕再植术后的应用［J］．中华显微外科杂志，3（29）：536–539.

第七章

全膝关节置换术
患者快速康复全过程护理

患者丁某，女，62岁，10年前无明显诱因下出现双膝关节疼痛，诉平路步行尚可，上下楼梯稍觉吃力，伴疼痛感，多为隐痛及钝痛，活动过度及天气变化时疼痛加重，休息后有所缓解。晨起时双膝关节有僵硬不适感，活动后可缓解。活动时偶能听到膝关节有弹响声。患者近年来双膝关节逐渐出现左膝内翻、右膝外翻畸形（图7-1），并且疼痛加重，左膝疼痛较右膝严重，行走困难。曾多次至当地医院就诊，口服消炎镇痛及软骨补充剂等药物，并行中医药治疗，效果均不理想。患者为求进一步治疗，到我院就诊，门诊拟"双膝骨关节炎"收治入院。

患者入院时神志清，T：36.9℃，P：83次/分，R：20次/分，BP：137/84mmHg。拍片示：左膝关节轻度内翻畸形，右膝关节中度外翻约15°（图7-2）。双膝关节伸直稍受限，双膝关节活动度10°～100°。双膝皮肤温度无明显增高，双下肢肌力、肌张力、感觉正常，足背动脉搏动良好。

入院完善相关检查，于腰硬联合麻醉下行左人工膝关节表面置换术。经医护人员精心治疗与护理，术前采取超前镇痛、预康复指导、缩短术前禁饮禁食时间等快速康复措施，患者术后无留置伤口引流管、导尿管，术后采取了抗感染、止痛、预防深静脉血栓、尽早进饮进食并指导术后功能锻炼等措施，患者手术当天于床边站立，术后第1天扶助行器行走，出院前左膝关节活动度为0°～105°（图7-3）。患者对手术效果十分满意。于术后第4天顺利出院，拟3个月后返院行右人工膝关节表面置换术。

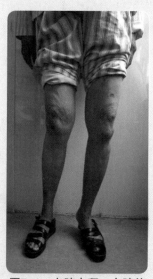

图7-1　左膝内翻、右膝外翻畸形

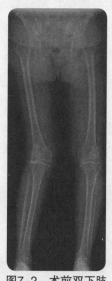

图7-2　术前双下肢站立位全长X线片

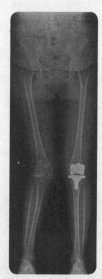

图7-3　术后双下肢站立位全长X线片

一、概念

膝关节骨关节炎：骨关节炎（OA，osteoarthritis）指由多种因素引起关节软骨纤维化、皲裂、溃疡、脱失而导致的以关节疼痛为主要症状的退行性疾病。病因尚不明确，其发生与年龄、肥胖、炎症、创伤及遗传因素等有关。OA多见于中老年人，多累及膝、髋、指间等关节，其中膝关节OA最为常见。随年龄增长OA患病率逐渐增高，60岁以上患病率高达62.1%，女性患病率高于男性。OA可导致关节疼痛、肿胀、畸形及关节功能障碍，严重者行走困难、生活不能自理，严重影响患者的生活质量。

全膝关节置换术（TKA）：使用人工关节假体替换已经磨损的关节软骨，适用于严重的膝关节多间室OA，尤其伴有各种畸形时，其远期疗效明确。人工膝关节置换术后关节假体的寿命可达20年甚至30年，关节假体15年生存率约为88%。

此外，各种严重系统性关节炎，如类风湿性关节炎、血友病性关节炎、痛风性关节炎，严重累及膝关节时也可行人工膝关节置换术。因这一类患者关节畸形和功能障碍往往发生较早，程度较重，关节置换的年龄限制可适当放宽。

二、全膝关节置换术护理

（一）入院评估

1. 入院评估。

患者神志清，生命体征正常；日常生活能力量表（ADL，activities of daily living）评分100分，生活完全自理；Autar深静脉血栓风险评估8分，深静脉血栓低风险；NRS（2002）营养风险筛查结果为低风险；跌倒危险因子评分4分，单脚站立<5秒，为高危跌倒患者；膝关节疼痛评分3分。

2. 专科情况。

患者双膝关节活动度10°～100°，双膝皮肤温度无明显增高，双下肢肌力、肌张力、感觉正常，双下肢足背动脉搏动良好。右膝外侧关节间隙压痛，左膝内侧关节间隙压痛明显。左髌骨研磨试验（+），双侧浮髌试验（-），内、外侧方应力试验（-），前后抽屉试验（-），Lachman试验（-）。双下肢感觉、运动、血运无明显异常。

3. 辅助检查。

患者术前检查心肺功能良好，血常规、尿常规、生化、凝血及病毒全套无明显异常。术前X线片示双膝关节严重退行性改变，左膝轻度内翻畸形，右膝中度外翻畸形。双下肢动静脉血管彩色多普勒超声结果未见血管闭塞。

（二）术前准备

1. 皮肤准备。

患者左下肢皮肤无皮疹、溃疡、破损；足部无足癣、甲沟炎等，足趾指甲稍长，予以修剪。嘱患者手术前1晚洗澡，洗头，清洁全身。

2. 物品准备。

指导患者及家属准备好助行器、冷疗专用毛巾1条、吸管、便盆、尿壶，术前取下佩戴的首饰，无活动假牙。

3. 疼痛宣教。

向患者解释术后疼痛控制目标及控制疼痛对于术后康复的重要意义，介绍疼痛评估尺及护士评估疼痛的方法。患者对疼痛程度有疑问，护士向患者耐心介绍如何使用疼痛评估尺来评估自己的疼痛程度。此外，患者担心使用止痛药物会成瘾，针对患者顾虑，护士向患者解释非甾体消炎止痛药的药理，最终解除了患者顾虑。该患者术前1晚口服塞来昔布胶囊400mg，超前镇痛提高痛阈。

4. 术前功能锻炼指导。

术前发放"膝关节功能锻炼"小册子给患者，根据图示指导患者行踝泵运动、股四头肌功能锻炼、直腿抬高、膝关节屈伸练习等动作；使用科室备用助行器指导患者和家属（住院期间其儿子陪护）掌握助行器的使用方法，包括助行器扶手高度的调节、如何扶助行器站立和行走。指导效果好，患者和家属能够理解并且正确地进行功能锻炼。

5. 术前饮食指导。

遵医嘱向患者发放肠内营养粉剂（安素）1听，指导患者及家属冲调方法：将6平勺（营养粉配置勺子）安素溶于200mL温开水中冲调成250mL无渣营养液，于术前晚睡前口服一次；手术日按照护士指导于送手术前约2小时再口服一次。该营养液在提供机体所需能量的同时可快速排空，不影响患者胃肠道功能，缩短术前禁饮禁食时间。患者于10:05口服1次安素营养液250mL；病房护士12:00接手术室通知送患者至手术室。

向患者及家属交代术后饮食注意事项，告知患者及家属术后返回病房。若患者生命体征正常、吞咽功能正常、有进食意愿，即可试饮水，试饮水无不适则可少量进食。嘱患者儿子在患者术后可准备牛肉粉、面条等易消化饮食作为患者术后第一餐。

6. 吞咽功能评估。

该患者洼田饮水试验结果Ⅰ级，吞咽功能正常。

7. 测量双下肢小腿周径。

测量患者双侧髌骨下缘10cm处小腿周径，左侧小腿周径33cm，右侧小腿周径34cm。

8. 术前二便指导。

患者日常大便规律，每日晨解大便1次；手术前1天解大便1次，顺畅；嘱患者继续按日常大便习惯排便，术后饮水每天在2 000mL（约4瓶矿泉水量）以上。患者排尿正常，无尿频、尿急、尿痛等，指导患者便盆和尿壶的使用方法及如何使用便盆或尿壶在床上排便。患者及家属表示能够理解和配合。

9. 术前访视。

（1）术前1天下午，手术室巡回护士到病房查看病历资料，了解患者整体情况、术式及特殊要求。

（2）巡回护士到床旁发现患者担心手术时切口疼痛，于是使用"术前访视手册"图文并茂讲解脊椎麻醉与硬膜外联合麻醉方式，麻醉后手术中切口是没有疼痛感的，术中听见有电钻、电锯的声音不用害怕。

（3）告诉患者如术中感到胸闷、心慌、呼吸困难、全身皮肤瘙痒、冒汗等不适，及时告知医护人员。

（4）查看左侧膝关节皮肤整洁、完整无破损。为确保手术位置正确，术前查看手术部位标记。

（四）术中护理

1. 术前准备。

（1）术前1天手术室护士确定外来手术器械与植入物的准备情况，患者麻醉前手术室护士与主刀医生确认所用器械及植入物型号符合手术要求，植入物准备齐全待用。

（2）巡回护士术前做好高频电刀、电子气压止血仪及负压吸引装置的测试，确保使用功能正常。

2. 手术体位。

患者采用仰卧位，左侧上肢外展置于手架上，不超过90°。右侧上肢置于身旁，使用约束带固定，在脊椎麻醉与硬膜外联合麻醉下行左侧人工膝关节表面置换术。

3. 管道护理。

术前巡回护士选择左侧上肢建立外周静脉通道1条，应用快速康复理念，人工膝关节置换患者可不留置导尿管和切口引流管，巡回护士术前确认患者已经排空膀胱，麻醉后无留置导尿管。术中出血为100mL，无放置切口引流管。

4. 感染预防。

（1）采用百级洁净手术间。谢绝参观，外来器械公司技术人员仅限1人作台下指导。

（2）手术于13:25开始，14:55结束，术前30分钟遵医嘱使用头孢硫脒2g加0.9%氯化钠注射液100mL静脉滴注，预防手术切口感染。

（3）采用一次性无菌手术巾、手术衣，手术人员佩戴双层无菌手套。

（4）止血仪袖带绑扎于左侧大腿根部保证手术野的消毒范围。

（5）安装人工关节假体前后均要用生理氯化钠溶液3 000mL冲洗切口，避免切口内遗留截骨碎屑或残余的骨水泥。

5. 压疮预防。

麻醉后，巡回护士将止血仪袖带绑扎于患者左侧大腿根部，使用袜套做衬垫，包裹平整，松紧程度以能伸入2个手指为宜，根据其基础血压126/70mmHg，止血仪充气压力为收缩压两倍250mmHg，起止时间一共为85分钟，皮肤完整。正确记录止血仪袖带放置位置、充气压力、充气和放气的时间及使用前后的皮肤状况。

6. 器械管理。

术中洗手护士传递截骨模板、假体试模时，必须与主刀医生核对型号，避免传递错误而导致截骨误差。

7. 植入物管理。

人工关节假体开启前，巡回护士、洗手护士、主刀医生3方共同核对型号、有效期、包装完整性，信息无误后方可使用。巡回护士负责完成植入物标识留档，一份跟随病历保存，另一份手术室留档保存。

8. 并发症预防。

调配骨水泥前，患者BP：128/75mmHg，血压平稳无主诉不适可调配使用。调制骨水泥的容器底部应平整、清洁、干燥，不能混用血液、水等液体。患者术中生命体征平稳，顺利完成手术。

9. 术毕护理。

（1）麻醉医生、手术医生及巡回护士3方共同完成患者过床，麻醉医生负责保护头颈部，巡回护士于手术床旁保护上半身，手术医生负责托抬患者双腿，利用过床板平移患者至转运床。

（2）由麻醉医生及手术医生护送回病房。

（四）术后护理

1. 生命体征观察与处理。

患者手术历时1小时30分钟后返回病房，T：36.7℃，P：91次/分，R：21次/分，BP：125/87mmHg，SpO$_2$：99%。术后持续心电监测至次晨8:00，同时给予持续低流量吸氧，患者生命体征正常。

2. 伤口管理。

感染是人工关节置换术的灾难性并发症，早期加强伤口护理尤其重要。术后观察伤口敷料有无渗血、渗液并记录。术后保持敷料干洁，敷料渗湿时及时换药。伤口干洁后每2～3天换药1次，预防和控制感染，促进伤口愈合。

该患者未留置伤口引流管，因此术后伤口渗液较留置引流管者相对为多，所以要密切观察伤口敷料渗液情况。该患者手术当天晚上因渗血由医生伤口换药1次；术后第1日伤口有少许渗出，予以伤口换药，保持敷料清洁干燥。术后第2日伤口无渗出。

3. 疼痛管理。

研究发现，膝关节置换术后24小时内患者中、重度疼痛的发生率可能超过40%，患者会因疼痛而拒绝早期功能锻炼，所以有效镇痛对于膝关节置换术后的快速康复尤为重要。对关节置换患者我们多采用"多模式镇痛"，主要包括术前超前镇痛、术中滑膜注射"鸡尾酒"、术后行股神经/隐神经阻滞并留置镇痛泵、静脉使用镇痛药、局部冰敷、贴皮镇痛缓释药、口服镇痛药等。

该患者术前1晚口服塞来昔布胶囊400mg，超前镇痛提高痛阈。术后2天内予以间断冰敷，20分/次，每天2次；术后3天内静脉留置镇痛泵联合使用静脉镇痛药，术后第4天开始改为口服塞来昔布胶囊200mg，2次/天，配合外用镇痛缓释药丁丙诺啡透皮贴剂，住院期间VAS伤口疼痛评分≤3分，疼痛得到较好控制。

4. 早期进饮进食及营养管理。

术后早期进饮进食是快速康复的重要举措之一，早期进饮进食不仅可使患者口腔舒适感增加、心理上感觉良好，还能促进胃肠道功能恢复，减少腹胀、便秘等并发症的发生，同时也可保证患者营养素的摄入，对患者术后快速康复有积极意义。

患者于手术当天，15:30返回病房，麻醉已清醒，于15:38指导患者术后首次试饮温开水20mL，患者无恶心、呕吐等不适；后逐次增多饮水量，均无不适。17:00左右进食牛腩面1次，量约200g，无不适。21:00患者诉饥饿感明显，摇高床头，患者进食鸡蛋1个，睡前约21:40冲服安素营养液250mL。

术后指导患者进食高蛋白（鱼、鸡蛋、肉类）、高维生素（各种水果、蔬菜）、高钙（牛奶、乳酪类）、富含膳食纤维又易于消化的食物（麦片、马铃薯、南瓜、苹果），禁食辛辣刺激性食物。

5. 排泄管理。

（1）排尿管理。快速康复理念下膝关节置换手术患者术后不留置导尿管，因此术后要观察患者排尿情况并记录。17:25该患者术后回病房约2小时诉有尿意，于床旁使用B超测量膀胱内尿量为250mL，患者诉尿急但不能在床上自解小便，尝试膀胱区热敷、听流水声无效后，予清洁导尿1次，引出淡黄色尿液约290mL。当晚21:30在家属和护理员的协助下，患者在床上使用便盆自解小便1次，顺畅，量约320mL，住院期间排尿正常。

（2）排便管理。该患者术前排便规律、通畅，术前健康教育效果良好，患者及家属依从性高。术后第1天患者未解大便，无便意，考虑可能与手术当天进食量少有关。

术后第2天患者扶助行器在护理员的协助下如厕，解大便1次。住院期间排便正常，未发生腹胀、便秘等不适。

6. 早期活动与功能锻炼。

快速康复关节外科强调了术后早期下床活动的重要性。对于TKA患者，术后早期下床活动可以有效地预防膝关节的僵硬、肿胀，降低下肢深静脉血栓的发生，促进胃肠及肺功能的恢复，加快机体的恢复，减少术后并发症的发生，进而减少住院时间和医疗费用。术后早期下床活动也是提高关节手术患者日常生活能力、实现关节外科快速康复的一项重要指标。

TKA患者术后早期下床活动指的是患者术后病情平稳，术中无假体不稳定或假体周围骨折，患者独立或在医护人员或在辅助器具的协助下，术后24小时内能够进行床椅转移或离床坐位或床边站立或平地行走。

患者返回病房时麻醉已清醒，责任护士评估患者双下肢活动、感觉好，患者自觉疲乏，指导患者做踝泵功能锻炼，患者能够配合。21:00，为患者逐渐摇高床头至60°，患者坐立位进餐，约10分钟，无头晕等不适，监护仪监测患者生命体征正常。21:30患者小便后家属扶患者坐立于床边，护理员协助患者洗漱。洗漱后，护士评估患者双上肢肌力5级，健侧下肢肌力5级，手术侧下肢肌力4级，疼痛评分为2分。患者在护士的指导下扶助行器于床边站立约3分钟后返回病床休息。护士向患者及家属进行预防跌倒健康宣教。

次晨7:50护士为患者停心电监护及吸氧，并扶患者坐立于床边；8:40左右医护床边查房时，在医生的指导和协助下，患者扶助行器于床边活动，步行距离约10m后返回床旁椅坐立。患者术后第1天，督促指导患者行术肢功能锻炼，内容包括踝泵运动、股四头肌收缩练习、直腿抬高、仰卧位和坐位膝关节屈伸练习。锻炼强度以患者不感觉劳累和疼痛为宜。下床活动主要在床旁和病房内，当天患者在家属的陪同下扶助行器如厕小便。患者术后第1天在医护人员的指导下，顺利完成床椅转移、平地行走、如厕、穿衣等日常生活能力的训练，并能够独立完成。

术后第2天，在以上功能锻炼和活动能力的基础上，增大活动范围和行走距离、增加步态训练。患者扶助行器在护理员的陪同下于病房走廊走动。在康复师的指导下，练习上下楼梯。患者能够正确掌握上下楼梯的方法，并且对术后康复效果表示非常满意。术后第2天患者能够独立扶助行器进行洗漱。

术后第3天至出院前，患者术后康复的重点在加强行走步态训练，训练患肢平衡能力，进一步改善关节活动范围。患者在出院前术肢肌力为4级，关节活动范围为0°～105°，达到出院标准。

7. 预防并发症。

（1）关节活动受限。包括伸直受限和屈曲受限。对于该患者的护理，我们采取了以下措施：①预防术后伸直受限。术后体位管理：自由体位，严禁在膝关节腘窝下垫软枕，预防术后伸直受限。该患者术后第1天术肢尚不能完全伸直，指导患者将术肢伸直放在床上，软垫垫于足跟处，给予3kg沙袋放置于大腿下段，每次维持5～10分钟，或者视患者耐受程度而停止。术后第2天评估患者术肢已能够完全伸直。对于严重下关节伸直受限的患者，还可以采取手法加压措施，即双手放在膝关节上方、轻轻下压并缓慢增加力量，使患肢尽可能伸直，每次维持5～10分钟，或者视患者耐受程度而停止。术后早期膝关节伸直练习对预防术后并发伸直受限非常重要。②预防术肢屈曲受限。a.控制疼痛。术后初期患者屈曲受限与疼痛密切相关。患者因疼痛不配合锻炼时应加强镇痛措施。该患者术后留置有静脉镇痛泵，同时使用静脉镇痛药，术后第4天开始改为口服塞来昔布胶囊200mg，2次/天，配合外用贴皮镇痛缓释药丁丙诺啡贴剂，住院期间疼痛评分≤3分，疼痛控制效果好。能够积极配合进行康复锻炼。b.病房内配置有阶梯凳，供患者进行膝关节屈曲练习使用。指导患者站于台阶前，健肢置于地面上，术肢置于第2步台阶上，屈曲术肢，手扶助行器，身体逐渐向前倾，利用自身力量使膝关节尽可能屈曲。c.患者卧床休息期间，行仰卧位和坐位膝关节屈伸练习。d.术后初期患者屈曲受限可使用持续被动活动器（CPM，continuous passive motion）进行功能锻炼，每天逐步增加活动度，术后1周内要求屈曲达90°，术后2周尽量达到110°。该患者住院期间未使用被动活动器辅助功能锻炼。

（2）感染。感染是人工全膝关节置换术的灾难性并发症。应注意保持伤口敷料干洁，术后如发现有伤口红肿、渗出，或出现寒战、发热等感染征象，应及早报告医生，及时处理。该患者住院期间伤口敷料有渗血渗液时都能够及时更换，伤口恢复良好，未出现红、肿、热、痛等不适，住院期间除了术后头两天体温在37.0～37.5℃之间，体温均正常。

（3）血栓栓塞症。下肢深静脉血栓形成及血栓栓塞症是关节置换最常见、最严重的并发症之一。患者可因血管内膜受损、长期制动等因素而继发下肢深静脉血栓，容易发生肺栓塞或脑栓塞，从而危及生命，故应注意预防。

血栓形成风险评估及护理：该患者术前Autar深静脉血栓形成风险评估结果为5分，低风险。手术后返回病房评估结果为13分，中风险，主要危险因素为活动状态和手术因素。对该患者术后当天采取的护理措施有术后主动和被动运动，指导并监督患者早期行踝泵、股四头肌收缩等功能锻炼，有利于静脉血回流。同时给予空气波压力泵行双下肢气压治疗，被动使静脉血和淋巴液向心性回流。术后第1天血栓形成风险评估为11分，中风险，继续执行以上护理措施，在保障患者安全的前提下，增加活动度和活动量，此外，该患者术后第2天开始皮下注射低分子肝素，预防血栓形成。术后第2天血栓形成风险评估为10分，低风险。患者住院期间未并发深静脉血栓。

三、患者结局

1. 疾病转归。

患者术后第4天，经评估，术肢活动度达0°～105°，术肢肌力4级，疼痛评分1分，生活自理能力评估结果为基本自理，患者能够安全、自由地进行上下床，从椅子上完成坐、站立转移，如厕，穿衣和淋浴等，在辅助器具下独立行走。达到出院标准，予以出院。

患者术后第1个月、第3个月定期返院复查，复查时见患者膝关节功能良好，屈伸活动正常，屈曲可达115°，日常生活完全自理，人工膝关节置换术极大地改善了患者的生活质量。

2. 患者体验。

患者双膝关节疼痛多年，症状进行性加重，且双膝逐渐出现内外翻畸形，严重影响行走及日常生活。患者曾多次于当地医院就诊，保守治疗后效果欠佳。对于人工关节置换手术，患者感到恐惧、焦虑。通过主管医生与患者及家属沟通手术方案，主管护士通过视频及手册等介绍成功病例和围手术期康复方案，增强患者信心，减轻了患者心中的焦虑，患者能够积极配合手术和术后康复。术后康复效果好，患者及家属均十分满意。

四、延续护理

出院前，由主管医生、个案管理师和康复治疗师共同讨论并制订一套适合患者的居家康复训练方案，教会患者及家属。患者出院后，由家属指导并监督患者继续在家进行下肢康复练习，个案管理师则定期微信或电话随访，必要时上门或者交代家属来院复诊。具体方案如下。

1. 出院前患者健康认知水平评估。

出院前1天，评估患者健康认知水平，内容包括疾病知识、康复训练、饮食禁忌及注意事项等。考察方式为提问答题，每模块5个问题，如答对≥4题，则认知良好。该患者和家属能够正确回答5个问题。

2. 院外微信随访。

个案管理师通过微信群了解患者情绪及饮食状况，通过图片或短视频观察手术部位恢复及疼痛情况，并据此提出照护建议，向家属强调照护注意事项，解答其疑问，每2周1次。

3. 康复活动指导。

（1）关节康复活动。出院后，家属督导患者坚持每天活动膝关节，包括膝关节屈伸、旋转，每天增加4°～8°，至少2次/天，20～40分钟/次；家属督促患者进行踝关节背伸跖屈运动，包括屈伸、绕环两组动作，引导患者取平卧位，逐渐放松大腿肌肉，缓慢向上勾起脚尖，至最大限度后保持5～10秒，而后脚尖反向活动，如此反复练习。引导患者进行踝关节跖屈、内翻、背伸、外翻等动作，顺时针、逆时针交替实施，促进股静脉血液流动。

（2）过渡行走活动。出院后1个月内，以辅助行走训练为主，主要为助行器辅助行走，每天行走2～4次，每次控制在30分钟内，避免过度运动造成二次伤害。如患者膝关节恢复良好，则可逐渐过渡到独立行走，每次活动前，家属督导患者充分活动膝关节、踝关节及患肢肌肉，每次活动时间不超过30分钟，运动结束后按捏患肢肌肉，配合关节屈伸活动。

（3）独立上下楼梯练习和蹬自行车练习。术后第2个月第3周起，可进行伸直压膝练习、上下楼梯练习、蹬自行车练习，练习过程中需由家属陪伴，如膝关节出现异常疼痛，则立即停止训练，每天练习10～20分钟，逐渐延长练习时间。

（4）下蹲屈曲训练。出院第1个月后复查，如膝关节恢复良好，则第3个月可开展下蹲屈曲训练。第1周起进行辅助性下蹲屈伸训练，家属监护下，患者手扶栏杆，缓慢屈膝下蹲，至最大限度后保持5～8秒，而后站起，每天训练20～30分钟。

4. 随访情况。

患者术后第3个月在家属陪同下返院复查，膝关节活动度为0°～115°，能够独立行走和上下楼梯，日常生活基本自理。

五、反思

1. 快速康复外科理念的应用。

ERAS包括5项核心内容：多模式镇痛、术后早期下床活动、术后早期进饮进食、不放置引流管、控制输液。其中早期下床活动在膝关节置换围手术期护理中扮演着至关重要的角色，但是据研究报道，协助患者早期下床在临床护理工作中缺失率为83%。由于长期以来对术后下床活动流程缺乏规范的管理，加之医护团队沟通不到位，术后早期下床活动难以实施。为了更好地提高护理质量，促进患者术后早期下床活动，护士、医生及相关工作人员应共同组成一个团队，将术后早期下床活动作为质量改进项目，查找患者术后早期下床活动循证资料、标识患者下床活动距离、床头建立早期下床活动提醒牌、给予患者下床陪伴、电子医疗记录中创建患者下床活动记录表、对早期下床活动的益处进行再教育等。在该个案的围手术期护理中，个案管理师发挥着重要作用，从术前健康教育和预康复到术后为患者详细、量化的康复计划及出院计划，不仅提高了患者对疾病和康复的认知水平，还大大提高了术后康复依从性和准确度及家属的参与度。患者对治疗和康复效果表示很满意。

2. 患者出院后的长期随访工作。

出院后的康复锻炼及功能恢复情况对于接受人工关节手术的患者来说至关重要，即使住院期间患者完全掌握了锻炼要领，回家后也可因疏于照顾、无人监督而懈怠，从而可能导致关节功能每况愈下。出院后要加强随访，指导患者有效地进行功能锻炼，解决患者存在的问题，促进患者早日康复，回归家庭和社会。

✦ 参考文献

郭锦丽，程宏，高朝娜，2018. 骨科专科护士实操手册［M］. 长春：吉林大学出版社：68-76.

郭庆华，杨勇，李京，等，2019. 髋、膝关节置换术后院内发生下肢深静脉血栓的高危因素分析［J］. 黑龙江医学，44（09）：1006-1008.

黄俊梅，2019. 快速康复外科护理在膝关节置换术后DVT形成的预防效果［J］. 中国卫生标准管理，10（21）：161-163.

吕继敏，2019. 延续性护理在膝关节置换术患者术后康复中的应用［J］. 护理实践与研究，16（22）：84-86.

裴福兴，陈安民，2016. 骨科学［M］. 北京：人民卫生出版社：308-313.

任蔚虹，王惠琴，2016. 骨科临床护理［M］. 北京：中国医药科技出版社：523-528.

胥少汀，葛宝丰，徐印坎，2014. 实用骨科学［M］. 北京：人民军医出版社：2515-2518.

俞德浩，姚运超，2019. 围术期快速康复理念在全膝关节置换术中的研究进展［J］. 国际骨科学杂志，40（6）：338-342.

张煜，2019. 血栓防控专职护理在全膝关节置换术后预防深静脉血栓的效果分析［C］. 上海市护理学会，第四届上海国际护理大会论文汇编：572-573.

郑秀萍，邢小利，张淑霞，2017. 外科手术后患者早期下床活动的研究进展［J］. 中华现代护理杂志，23（2）：282-286.

职红，胡靖，蔡枭，等，2019. 两种不同镇痛方式对全膝关节置换术后膝关节功能康复影响的研究及疼痛管理［J］. 护士进修志，34（19）：1747-1751.

朱倩兰，宋宏晖，姜习凤，等，2019. 快速康复外科理念在全膝关节置换术围手术期的应用［J］. 中华全科医学，17（11）：1961-1964.

Kalisch B J，Mclaughlin M，Dabney B W，2012. Patient perceptions of missed nursing care［J］. JtComm J Qual Patient Saf，38（4）：161-167.

第八章
全髋关节置换术
患者快速康复全过程护理

  患者黄某，男，39岁，因左髋部疼痛伴跛行1年入院。患者无明显诱因出现左髋部疼痛不适1年，疼痛性质为持续性钝痛，活动后加重，休息后缓解，不伴双下肢麻木及放射痛，无发热、寒战等不适。行骨盆正位X线片检查示：左侧股骨头坏死（图8-1）。患者诉自起病后曾多次至当地医院进行"保守治疗"，效果不明显。

  患者入院时精神状态正常，T：37.4℃，P：90次/分，R：19次/分，BP：118/75mmHg，专科查体特点：双侧髋部无红肿、包块，左侧下肢较右侧短缩4cm，左侧髋关节活动明显受限，大转子处压痛明显，局部皮温稍高，左侧Thomas征（+），左侧"4"字征（+），其他未见明显异常。右侧髋关节活动正常。患者有饮白酒史十余年，每天约500mL，无其他免疫系统等疾病。诊断：左侧股骨头缺血性坏死。

  患者入院后完善相关检查，排除相关手术禁忌证，告知患者及家属治疗方案，签字同意后择期行左侧全髋关节置换术。患者术前采取超前镇痛、预康复指导、缩短术前禁饮禁食时间等快速康复措施；患者术后无留置伤口引流管、导尿管，术后采取了抗感染、多模式镇痛、预防深静脉血栓、术后早期进饮进食、早期康复锻炼、早期下床活动等快速康复护理管理，患者恢复良好，复查拍X线片正常（图8-2），于术后第4天出院。

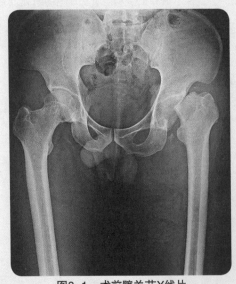

图8-1　术前髋关节X线片

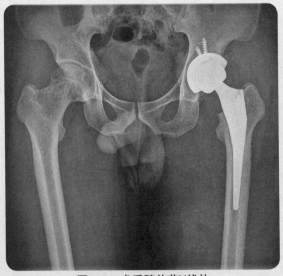

图8-2　术后髋关节X线片

一、概念

全髋关节置换手术（THA，total hip arthroplasty）是由人工髋臼和人工股骨头替代病变的髋臼和/或股骨头，以解除髋部疼痛及有效地恢复髋关节功能的一种手术方式。目前全髋关节置换术可应用于治疗骨关节炎、股骨头坏死、髋臼发育不良、股骨颈骨折、类风湿性关节炎、创伤性关节炎、良性和恶性骨肿瘤、强直性脊柱炎等疾病。

二、全髋关节置换术的护理

（一）入院评估

1. 入院评估。

（1）患者神志清，精神状态正常，T：37.4℃，P：90次/分，R：19次/分，BP：118/75mmHg，精神、胃纳、营养、二便、睡眠正常。

（2）ADL评分95分，生活完全自理。

（3）Autar深静脉血栓风险评估2分，深静脉血栓低风险。

（4）NRS（2002）营养风险筛查结果为低风险。

（5）跌倒危险因子评分3分，患者扶拐行走，单脚站立＜5秒，为高危跌倒患者。

（6）左髋部疼痛评分2～3分。

2. 专科情况。

（1）患者双髋部无明显畸形，双侧臀肌无明显萎缩，双髋部未触及肌肉痉挛、包块，皮肤无红肿、瘢痕、溃疡及窦道等。

（2）徒手肌力检查，患者双下肢各肌肌力均为5级。

（3）患者左髋关节活动受限，使用角度计测量左髋关节的活动度：屈曲60°、后伸10°、外展25°、内收10°、肢体远端血运、感觉好。右髋关节及双侧膝关节、踝关节活动好，未见明显异常。

（4）患者呈跛行步态，需借助拐杖行走，双下肢长度不等长，经过测量，左侧下肢较右侧短缩4cm。

3. 辅助检查。

该患者术前常规进行血常规、生化全套、病毒全套、凝血四项、血沉及超敏C反应蛋白等实验室检查，并拍摄双下肢站立位全长X线片及髋关节正侧位X线片、胸部X线片、心电图等，各项血液检查结果均正常，心电图检查结果示：大致正常心电图，下肢彩色多普勒超声结果示：双下肢动静脉未见阻塞征象，X线片示：左侧股骨头骨质破坏，左髋关节脱位、假性关节面形成。

（二）术前准备

1. 皮肤准备。

患者左髋皮肤无损伤、红肿、瘢痕等；无足癣、甲沟炎等；协助患者修剪四肢指（趾）甲，嘱患者手术前1晚洗澡、洗头，进行全身清洁。

2. 物品准备。

指导患者及家属准备好助行器、弯头吸管、便盆、尿壶。

3. 术前饮食指导及术前肠道管理。

入院后指导患者加强营养，以增强体质、提高组织修复和抗感染能力。监督患者禁止饮酒、吸烟及辛辣饮食。根据《骨科手术围手术期禁食禁饮管理指南》要求，骨科手术麻醉前禁食淀粉类固体食物至少6小时，禁饮2小时。遵医嘱向患者发放肠内营养粉剂安素1听，并且手术前2小时指导患者口服安素营养液（温开水200mL+安素粉6勺）250mL，以改善患者饥饿程度、增强肠道耐受性，为手术操作提供足够营养支持，从而提高手术耐受力。患者8:00进食早餐（鸡蛋1只、肉包2只、白粥约300g）后，开始禁食，14:00责任护士指导患者口服安素营养液250mL后，嘱患者开始禁饮；16:04责任护士接手术室通知送患者进入手术室准备手术。

4. 术后体位指导。

髋关节置换术后对术肢的体位要求十分严格，所以患者必须提前做好思想准备并掌握好体位、动作要求。指导患者掌握正确体位、动作，并了解哪些动作是3～6个月内严禁做的，如内收内旋髋关节、跷二郎腿、屈曲髋关节＞90°等，并指导正确使用助行器、坐厕等。

5. 术前心理疏导。

经主管护士与患者充分沟通后，发现患者因髋关节疼痛、功能受损、年龄相对较小等原因产生消极心理，同时，患者对在体内置入人工关节、担心手术麻醉中出现意外情况、手术不成功、下肢不等长影响行走步态、功能恢复不理想等产生焦虑情绪。针对以上问题，主管护士邀请主管医生、麻醉师一起向患者详细讲解手术及麻醉的方式方法，告知人工关节置换术的原理，让其了解手术的整个流程。经过团队耐心与患者进行长时间的沟通、答疑，有效消除了患者的心理顾虑，使患者焦虑的情绪得到了舒缓。另外，通过病房其他成功的病例现身说法，更加增强了患者手术信心，并主动地配合各项术前准备工作。有效的沟通使患者在心理上做好准备，为手术及术后顺利进行康复打下了好的基础。

6. 康复指导。

术后早期指导患者掌握正确的功能康复锻炼方法，预防并发症发生，可最大限度地恢复其髋关节功能。

（1）踝泵运动：踝泵运动就是利用踝关节屈伸运动，使小腿肌群收缩运动，压迫下肢静脉回流，达到像泵一样促进下肢血液循环和淋巴回流。指导患者手术麻醉复苏后即可开始做踝关节活动，最大角度屈伸、旋转踝关节，每个动作维持5秒，放松5秒，10次/时。

（2）股四头肌等长收缩锻炼：股四头肌等长收缩锻炼是一种可以增加肌肉力量和肌肉耐力的锻炼方式。股四头肌静力收缩锻炼是最简单常见的锻炼方式，强度较小，多用于骨科术后初期的康复锻炼。指导患者膝关节下垫一软的小毛巾卷，膝关节向下压毛巾，股四头肌收缩，保持10~20秒，10次/组，1~2小时做1组。直腿抬高锻炼，也是一种强度较小的锻炼方式，比股四头肌静力收缩锻炼强度稍大。指导患者膝关节伸直抬高15~30cm，每次保持10秒，1~2小时做10次。

（3）助行器的使用训练：指导患者先将助行器调至患者身高适合的高度（屈肘约30°）双手扶稳，将助行器向前移动约20cm，先迈出术肢，再迈健肢，依次交替进行，为患者术后尽快恢复患肢功能做准备。

7. 术前访视。

（1）术前1天下午，巡回护士到病房查看病历资料，了解患者整体情况、术式及特殊要求。

（2）巡回护士来到患者床旁发现患者不了解麻醉方式，担心手术时切口疼痛，于是使用《术前访视手册》图文并茂讲解腰硬联合麻醉方式，麻醉后手术中切口没有疼痛的感觉，术中听见有电钻、电锯的声音不用害怕。

（3）告诉患者如术中感到胸闷、心慌、呼吸困难、全身皮肤瘙痒、冒汗等不适，及时告知医护人员。

（4）查看左侧髋关节部位皮肤，应保持整洁、完整无破损。告知病区护士术前避免在左侧臀部做肌内注射，避免可能产生感染灶。为确保手术位置正确，术前做好手术部位标记。

（三）术中护理

1. 术前准备。

（1）术前1天手术室护士确定外来手术器械与植入物的准备情况，患者麻醉前手术室护士与主刀医生确认所用器械及植入物符合手术要求，植入物的型号准备齐全待用。

（2）巡回护士术前做好高频电刀、负压吸引装置的测试，确保使用功能正常。

2. 手术体位。

患者侧卧90°，左侧髋部在上面；双侧上肢外展置于手架上，不超过90°并使用约束带固定；右侧腋下垫腋枕以免臂丛神经受损。右下肢屈曲90°，左侧下肢伸直，两腿间垫软枕，并使用约束带固定软枕与右下肢。右下肢固定带需避开膝外侧，距膝关节上方或下方5cm处，防止损伤腓总神经。在腰硬联合麻醉下行左侧全髋关节置换术。

3. 管道护理。

术前巡回护士选择左侧上肢建立外周静脉通道1条。应用快速康复理念，人工膝关节置换患者可不留置导尿管和伤口引流管，巡回护士术前确认患者已经排空膀胱，麻醉后无留置导尿管。术中出血100mL，切口无放置引流管。

4. 感染预防。

（1）采用百级洁净手术间。谢绝参观，外来器械公司技术人员仅限1人作台下指导。

（2）手术于18:00开始，19:20结束，术前30分钟遵医嘱使用注射用五水头孢唑啉钠2g加0.9%氯化钠注射液100mL静脉滴注，预防手术切口感染。

（3）手术单采用一次性无菌手术巾、手术衣，手术人员佩戴双层无菌手套。

（4）安装人工关节假体前后均要用生理氯化钠溶液冲洗切口，避免切口内遗留截骨碎屑。

5. 压疮预防。

手术采用右侧卧位，采用减压垫保护受压骨突部，包括右侧耳郭、肩部、胸部、髋部、膝外侧及踝部等，会阴部采用一次性敷料贴膜保护，避免消毒液渗漏刺激会阴部皮肤黏膜而受损。

6. 器械管理。

术中洗手护士传递截骨模板、假体试模时，必须与主刀医生核对型号，避免传递错误而导致截骨误差。

7. 植入物管理。

人工关节假体开启前，巡回护士、洗手护士、主刀医生3方共同核对型号、有效期、包装完整性，信息无误后方可使用。巡回护士负责完成植入物标识留档，一份跟随病历保存，另一份手术室留档保存。

8. 并发症预防。

手术中密切观察患者的生命体征，尤其是血氧饱和度的变化，预防肺动脉栓塞的发生。患者术中生命体征平稳，顺利完成手术。

9. 术毕护理。

（1）麻醉医生、手术医生及巡回护士3方共同完成患者过床，麻醉医生负责保护头颈部，一名手术医生负责托抬患者左下肢，巡回护士负责右下肢，另一名手术医生负责上半身，先让患者改为仰卧位，患肢避免过度的内收屈髋，保持外展中立位，防止产生人工髋关节脱位，再利用过床板平移患者至转运床。

（2）由麻醉医生及手术医生护送回病房。

（四）术后护理

1. 生命体征观察与处理。

（1）患者手术历时1小时30分钟后，于19:58返回病房，T：37.1℃，P：110次/分，R：16次/分，BP：106/63mmHg，SpO_2：98%，术后持续心电监测至次日晨8:00，同时给予持续低流量吸氧。患者生命体征正常。

（2）血容量的观察。相对其他骨科手术，THA患者的输血率较高，而术后输血与术中出血直接相关，因此加强术中出血管理尤为重要。术中出血过多会导致患者术后感到恶心、呕吐及晕眩等，影响患者的手术满意度。该患者手术开始时、术后3小时及术后6小时分别予氨甲环酸氯化钠注射液100mL静脉滴注，预防伤口渗血。该患者手术中静脉输液700mL、出血量约100mL、术后患者血压、心率正常稳定。尿量正常，患者术后2.5小时自解小便350mL。

（3）发热。患者术后第2天开始出现发热症状，最高体温39.1℃，通过冰敷、喝温水、口服洛索洛芬钠分散片等对症处理，术后第3天开始体温恢复正常，伤口无感染症状。

2. 体位管理。

患者手术采用腰硬联合麻醉，术后取平卧位6小时，予防旋外展枕固定术肢于外展20°～30°中立位，注意夜间维持正确的放置姿势，防止术后发生人工髋关节脱位。

（1）患者手术采用后外侧入路方式，术后早期日常活动中或康复阶段（6个月），术侧髋关节屈曲不得超过90°，避免内旋内收超过身体中线，双下肢应避免交叉，不跷二郎腿。

（2）健侧卧位时双下肢间放置厚的软垫或抱枕。

（3）术后下地活动转身时，应当缓慢，避免大幅度急转身。

（4）术后需用助行器保护下行走，不可弯腰拾物，需使用坐厕。

3. 早期进饮进食及营养管理。

（1）术后早期进饮进食是快速康复的重要举措之一，早期进饮进食既可使患者口腔舒适感增加、心理上感觉良好，也可促进胃肠道功能恢复，减少腹胀便秘等并发症的发生，同时还可保证患者术后早期营养素的摄入，对患者病理、生理状况的康复有积极影响。

（2）手术后患者于19:58返回病房，当时评估患者神志清楚、对答切题、吞咽功能正常、无恶心呕吐症状，回病房15分钟后，患者诉口渴不适，责任护士于20:20及20:30分别协助患者口服温开水20mL、50mL，观察30分钟患者无不适，21:00协助患者进食瘦肉粥250g，无不良反应，睡前22:10患者再次口服安素营养液250mL。

（3）责任护士指导患者术后进食高蛋白（鱼、鸡蛋、肉类）、高维生素（各种水果、蔬菜）、高钙（牛奶、乳酪类）、富含膳食纤维又易于消化的食物（麦片、马铃薯、南瓜、苹果）以促进伤口的愈合，防止卧床期间便秘的发生，并对患者进行戒除吸烟嗜酒等不良习惯的宣教。

4. 疼痛管理。

由于患者会因伤口疼痛而拒绝早期功能锻炼，所以有效镇痛对于THA术后患者的快速康复尤为重要。THA术后医生通常采用"多模式镇痛"方法，主要包括术前1天开始使用口服镇痛药，术后静脉使用镇痛药、留置自控镇痛泵、贴皮镇痛缓释剂等。其中，术前口服止痛药效果优于术后用药，将"超前镇痛"这一概念纳入该患者的镇痛方案中。

该患者手术前1天晚上开始口服塞来昔布胶囊200mg，提高痛阈；术后3天留置静脉镇痛泵，联合使用静脉镇痛药；术后第4天开始改为口服塞来昔布胶囊200mg，2次/天。责任护士采用数字评定量表动态评估患者疼痛，患者术后疼痛基本维持在0～3分，疼痛得到很好控制。

5. 伤口护理。

感染是人工关节置换术的灾难性并发症，早期加强伤口护理尤为重要。术后观察伤口敷料有无渗血、渗液并记录。术后保持敷料干洁，敷料渗湿时及时予伤口换药。伤口干洁后2～3天换药1次，根据医嘱使用抗生素，预防和控制感染，促进伤口愈合。

该患者未留置伤口引流管，因此术后伤口渗液可能比留置引流管者相对为多，所以要密切观察伤口敷料渗液情况。该患者手术当天伤口有少量渗血，及时予伤口换药，保持敷料清洁干燥。术后第1天开始患者伤口无渗出。

6. 早期活动与功能康复。

对于THA患者，术后早期功能锻炼不仅可以增加关节活动度，防止肌肉萎缩，还可增加肌肉体积和肌力，减少下肢深静脉血栓的发生，促进胃肠及肺功能的恢复，加快机体的恢复，减少术后并发症的发生，减少住院时间和医疗费用。术后早期下床活动也是提高关节手术患者日常生活能力、实现关节外科快速康复的一项重要指标。

手术后应有计划、循序渐进地进行功能锻炼。全髋关节置换术患者的康复锻炼指导分三个阶段：

（1）第一阶段（手术当天）。患者术后麻醉消退后即可开始关节周围肌力恢复的锻炼。

①踝泵运动：术后当天患者下肢感觉恢复后即开始进行踝泵运动，缓缓背伸踝关节，至最大限度保持至少5秒，然后脚尖缓缓下压，跖屈至最大限度保持至少5秒。反复地屈伸、旋转踝关节，要求患者每小时练习8～10分钟，至少10～12次/天。②股四头肌运动：术后当天患者下肢感觉恢复后即开始练习。下肢平放于床上，使大腿肌肉绷紧，持续3～5秒后放松1次，10次/组，3～4组/天，以增强患肢肌力，促进血液循环。③臀肌

收缩运动：指导患者收缩臀肌（夹紧屁股）3～5秒/次，10次/组，3～4组/天。

（2）第二阶段（术后第1～2天）。除上述3种锻炼外，还指导患者进行了以下几种康复锻炼。

①股四头肌功能锻炼：术后第1天，康复师指导患者主动伸直膝关节，下肢抬离床面30°～50°，保持10～15秒，双腿交替进行。通过锻炼使膝关节的稳定性加强，改善局部血运，防止股四头肌失用性萎缩，使下肢肌力恢复正常。②髋关节功能锻炼：术后第1天开始，康复师指导患者进行髋关节被动功能锻炼，患者取仰卧位，被动屈伸髋关节，活动范围为0°～60°。当患者恢复下肢感觉及肌力后，鼓励患者早期主动进行髋关节屈伸锻炼，10～20分/次，3～4次/天，恢复术肢本体感觉。③臀肌外展锻炼：指导患者取仰卧伸腿位，上肢舒适地放于两侧，收缩臀肌保持5～10秒，然后双手着力，术侧髋关节外展20°～30°，保持5～6秒，重复5～10次/组，3～4组/天。④体位转换：由卧到坐：指导患者先移手术肢体到床沿，手术肢体先落地，注意依靠双手保持平衡，术肢与骨盆平行移动，避免术肢旋转。由坐到站：指导患者将助行器放身前，注意手术肢体在前，健侧肢体在后，依靠双手、健侧肢体力量完成站立。由站到坐：上述逆过程，同样为术肢在前，健侧在后，注意椅子高度不能低于40cm，须保证髋关节屈曲不超过90°。⑤下床活动：患者术后第1天术后X线片检查，结果无异常情况。康复师指导并协助患者正确使用助行器保护首次下床活动，告知患者及家属跌倒相关注意事项，预防患者跌倒。首先指导患者坐在床边3分钟；患者无头晕不适，再指导患者扶助行器在床边站立3分钟；患者无头晕、下肢乏力等不适，康复师指导患者使用助行器以正确的方法行走约20m。10～15分/次，4～5次/天。⑥臀中肌锻炼：患者扶助行器下地行走10～15分钟后，指导患者健肢单腿站立，手术肢侧伸抬高约30°，保持10～20秒后收回至双腿站立姿势，如此重复，10～15分/次，4～5次/天。

（3）第三阶段（术后第3～7天）。加强术后防范，提高转移和行走独立性，出院回家。

①主动锻炼：督促患者独立完成屈髋屈膝和足跟滑动、股四头肌、臀中肌功能锻炼。②加强体位转移、正确步态等训练。③台阶训练，指导患者正确上下楼梯训练，使用扶手，掌握健肢先上楼，患肢先下楼原则。④日常生活能力训练，指导患者进行吃饭、穿衣、穿袜、穿鞋、洗漱、如厕等生活能力训练，提高患者日常生活自理能力。

患者功能康复锻炼过程中，应注意：①禁止髋关节内收内旋、禁止髋关节屈曲超过90°动作。②禁止两腿交叉、盘腿、跷"二郎腿"、坐矮凳、蹲厕等动作。③术后2～3个月内侧卧需双腿夹持厚软枕。④避免跑跳等剧烈活动。⑤主管护士将术后康复指导手册发放给患者及家属，并指导患者逐条掌握落实。

7. 排泄管理。

（1）排尿管理。快速康复外科理念下髋关节置换手术患者不留置导尿管，因此术后要观察患者排尿情况并记录。患者手术后19:58回病房，22:28患者自解淡黄色尿液350mL，过程顺畅，住院期间排尿正常。

（2）排便管理。患者术前排便规律、通畅，住院期间通过指导患者饮食及早期下床活动，患者排便正常，大便1～2天1次，未发生便秘腹胀等不适。

8. 预防并发症。

（1）脱位或半脱位。术后对患者进行术侧髋关节屈曲不超过90°、避免患肢内收内旋等动作的宣教指导，并且及时巡视，矫正患者术侧下肢不正确体位。正确搬运转移患者，观察术肢有无出现畸形、疼痛、肿胀等异常情况，指导患者不跷二郎腿、不交叉腿，不坐矮凳子或沙发，不侧身取物，不弯腰屈髋拾物，不蹲厕等。患者术后使用防旋外展枕保持术肢外展20°～30°，侧卧时双腿间夹厚软枕。患者术后第1天已在康复理疗师指导下下床活动。通过宣教、指导，该患者能正确掌握预防脱位的动作并积极配合。

（2）感染。注意观察伤口局部有无红肿热痛等急性炎症表现，积极预防和处理其他部位的感染。严密监测体温变化，换药时严格无菌操作，保持病房清洁，手术前后规范使用抗生素，观察监测感染指标。患者住院期间伤口敷料有渗血渗液时及时进行更换，伤口愈合良好，未出现红肿热痛等不适，患者术后第2天开始体温有不同程度升高，最高39.1℃，通过冰敷、口服洛索洛芬钠分散片、饮水，术后第3天体温恢复正常。

（3）深静脉血栓形成。下肢深静脉血栓形成及血栓栓塞症是关节置换最常见、最严重的并发症之一。该患者术前Autar深静脉血栓形成风险评估结果为2分，为低风险。术后返回病房评估结果为9分，为低风险，主要危险因素为活动状态和手术因素，对该患者的护理，术后当天采取的护理措施有抬高术侧肢体，指导患者早期进行踝关节、膝关节主、被动屈伸活动，术肢环抱捏挤按摩，观察患肢的皮温及下肢肿胀程度。术后第1天患者即离床下地活动，术后第2天遵医嘱使用注射用那屈肝素钙3075IU皮下注射，1次/天，预防静脉血栓发生，监测凝血酶原时间预防突发性出血，鼓励患者喝水2 000～3 000mL/天，并遵医嘱补充静脉输液，术后第2天患者血栓形成风险评估为6分，为低风险。住院期间该患者未并发深静脉血栓。

9. 睡眠管理。

评估患者的睡眠情况，创造舒适的入睡条件，及时准确地评估及处理疼痛及其他不适，必要时应用药物促进睡眠。

该患者既往睡眠好，无失眠、多梦、难入睡、易醒等异常情况，无特殊用药史。手术后，患者因对手术预后的担忧、环境的改变及夜间的治疗等原因而导致不易入睡、易醒。针对这一情况，护理人员予减少病房内陪人、降低病房内噪声、集中安排治疗及护理时间，并对患者进行心理疏导，减少担忧，术后第2天遵医嘱予地西泮片5mg口服，每晚1次，并且给患者做好睡前个人卫生，确保身体清爽、温暖和舒适，利于睡眠，其睡眠质量得到有效改善。

三、患者结局

患者良好的结局对提高全髋关节置换术后患者的生存质量和社会功能、增强患者的自我效能感具有重要意义。

1. 患者体验。

患者因多次在当地医院行"保守治疗"效果不佳，慕名来我院治疗。入院时患者因左侧股骨头坏死塌陷及严重变形、双下肢明显不等长、跛行步态等，担心手术后双下肢长度及功能无法恢复至正常而感到担忧、焦虑。另外，患者因对手术方式及流程的不了解、对手术预后的担忧、对手术产生的费用担忧等因素而存在较大心理压力，护士及时发现，并通过邀请主管医生、麻醉师及康复师等多团队协作，对患者进行术前宣教、术中指导、心理干预及疏导，及时解除了患者术前的一些疑虑及担忧。术后患者由于不适应病房环境，出现睡眠质量不佳的情况，反馈给护理人员后，也很快得到解决。手术解决了患者的痛苦后，快速康复的过程又像是给他注入了一针"强心剂"，术后患者心情非常愉悦，对未来的生活充满了期待，所以患者表示本次住院经历感觉非常舒适。患者住院第6天出院，并赠送给科室1面锦旗表达感激之情。

2. 疾病转归。

患者术后实现"无管化"，即无导尿管、无伤口引流管，术后当天就能自行控制排尿、行下肢功能锻炼。术后第1天，康复医师指导患者进行股四头肌功能锻炼及髋关节被动、主动功能锻炼，增强髋关节稳定性，并经髋关节X线复查无异常后，康复医师即指导协助患者予助行器保护下下地行走。术后第2天，患者在康复医师指导下进行臀肌外展锻炼，以加强下肢外展肌力量，增强髋关节稳定性，降低脱位风险。患者术后左髋关节屈伸功能良好，伤口干洁无渗液，愈合良好，双下肢等长，正常步态，满足生活、工作需要，住院第6天（术后第4天）患者出院回家疗养。

患者术后第1个月、第3个月、第6个月按时返院复查，术后1个月复查时，患者髋关节功能恢复良好，屈伸活动正常，日常生活完全自理，医嘱可弃助行器完全负重行走。人工髋关节置换术极大地改善了患者的生活质量，患者表示十分满意。

四、延续护理

患者出院前期，由主管医生、主管护士和康复医师共同讨论、制订一套适合患者的居家康复锻炼方案，并教会患者及家属。患者出院后，由家属监督患者继续在家进行髋关节功能和下肢力量锻炼，个案管理师通过电话、短信、微信及科室延续护理平台与患者、家属互动，及时了解患者伤口、疼痛、功能锻炼、功能恢复及生活状况，并解答其疑惑，提出相应建议，强调注意事项等。

1. 制订个体化居家康复锻炼方案。

（1）踝泵运动预防下肢深静脉血栓形成：抗阻勾脚、抗阻绷脚、抗阻内外翻。30次/组，组间休息30秒，4～6组/次，3次/天。

（2）股四头肌功能锻炼：鼓励患者继续加强股四头肌功能锻炼，以加强膝关节的稳定性并增强下肢肌力。患者伸直膝关节，下肢主动抬离床面30°～50°，保持时间由10～15秒开始逐渐增加到20～30秒，双腿交替进行，15次/组，3～4组/天。

（3）髋关节功能锻炼：鼓励患者进行主动屈伸髋关节功能锻炼，患者取仰卧位，起始活动范围为0°～60°，10～20分/次，3～4次/天，随髋关节功能的改善逐渐增加，但不鼓励患者屈曲髋关节超过90°，患者也可取站立位，家属看护下，屈髋屈膝90°锻炼，20分/次，3～4次/天。

（4）臀肌外展锻炼：嘱患者取健侧卧位，术肢直腿抬高使髋关节外展20°～30°，保持10～15秒，重复15次/组，3～4组/天。也可采取站立位，家属看护下，双手扶桌面，外展术侧髋关节，保持10～15秒，重复15次/组，3～4组/天。

（5）步态训练：鼓励患者下地行走，术后1个月内需在助行器保护下进行。训练步态，双足分开与肩同宽，双足尖指向正前方，行走时保持双足尖指向前方（不"内八"或"外八"），转身时以踏步方式小幅度转身，患者进行步态训练时由家属拍摄视频后传送至个案管理师，个案管理师远程给出指导意见，必要时个案管理师上门指导或者患者来院复诊。

2. 随访。

出院后患者按时返院复查，第1次复查时患者已弃助行器完全负重行走，第2次复查时已可自如上下楼梯、骑自行车等，日常生活已完全自理。

五、反思

1. 长期过度饮酒可能导致股骨头坏死。

文献报道骨水泥型全髋关节置换术治疗缺血性股骨头坏死效果不佳，因此该患者接受生物型全髋关节置换术。患者嗜酒，每日饮酒约500mL长达十余年，应告知患者过度饮酒的危害，特别是对股骨头的影响，提醒及督促患者进行戒酒。同时，应定期随访健侧髋关节，若出现股骨头坏死早期征象时，及时干预处理。

2. THA术后延续护理为髋关节功能重建及减少并发症提供了有力的保障。

THA术后所需的康复时间较长，锻炼内容及应掌握的技巧多，但患者一般在术后1周左右就出院回家休养，在院期间常难以掌握足够的康复知识及技巧，容易导致患肢功能恢复不良甚至出现严重并发症，因此，为该类患者提供延续护理服务非常必要。延续护理作为整体护理的一个重要部分，可以解决患者出院后康复的盲目性，为髋关节功能重建及减少并发症提供了有力的保障。

3. 延续护理增加患者康复锻炼的依从性及安全性。

延续护理是一种新式、高效的护理模式，可以增加患者康复锻炼的依从性，最大限度地改善患者髋关节功能。同时，延续护理能够在患者与医护之间建立一座桥梁，及时进行有效反馈和沟通，增加了患者出院后康复锻炼的安全性。因此做好患者出院后延续护理是保证患者顺利康复的有效措施。患者出院前，医生会告知患者出院后需继续按要求进行康复锻炼，护士会详细地教会患者康复锻炼的方法及预防术后发生并发症的注意方法，并发放图文并茂的康复指导手册，患者也表示已掌握。但后期通过随访发现部分患者因为各种原因出现不配合康复功能锻炼、锻炼方法不正确或未按要求锻炼等情况，存在安全隐患且影响患者髋关节功能的正常恢复。因此对全髋关节置换术后的患者，出院后需要继续进行延续护理，指导患者有效地进行功能锻炼，并解决患者存在的风险问题，促进患者早日顺利康复，回归家庭和社会。

✦ **参考文献**

戴小桑，郑美娥，2018. 探究患者髋关节置换术后行护理延续性服务的体会［J］. 中外医学研究，16（15）：89-91.

顾蓉，2016. 全髋置换术后下肢深静脉血栓的预防护理研究进展［J］. 护士进修杂志，31（1）：19-21.

蒋骏伟，2017. 骨水泥型与生物型全髋关节置换术治疗股骨头缺血性坏死的效果比较［J］. 实用临床医药杂志，21（1）：123-124.

刘丽芳，徐芳，2017. 延续护理干预对髋关节置换术出院患者康复训练的影响分析［J］. 临床合理用药杂志，10（35）：159-159.

吴乾，郝跃峰，刘毅，等，2018. 全髋关节置换术后快速康复的研究进展［J］. 医学综述，24（15）：3023-3028，

肖海涛，宋世锋，郑南生，等，2012. 全髋关节置换术治疗晚期非创伤性股骨头缺血性坏死［J］. 现代生物医学进展，12（27）：5291-5293.

胥少汀，葛宝丰，徐印坎，2014. 实用骨科学［M］. 北京：人民军医出版社：2485-2498.

杨古月，马娟，田野，2020. 老年全髋关节置换术后患者早期康复联合延续护理观察［J］. 实用临床医药杂志，24（16）：92-94，102.

杨萍，文阿丽，马阿妮，2020. 股骨颈骨折患者全髋关节置换术后的快速康复外科护理［J］. 实用临床医药杂志，24（16）：88-91.

周海丽，魏栋，李燕，等，2012. 关节置换患者出院后的康复治疗效果观察［J］. 解放军预防医学杂志，30（6）：435-436.

第九章
腰椎间盘突出症微创手术患者快速康复全过程护理

患者王某，女，29岁，未婚，患者因2年余长期久坐后出现左小腿及足底疼痛，当时无伴麻痹，疼痛无向它处放射。疼痛持续数分钟后可自行缓解，约每天发作1次。患者未予留意，未行特殊治疗。2月前患者自觉疼痛加剧同时伴左小腿后内侧及足底麻痹，疼痛无向它处放射，无伴活动障碍，保守治疗效果欠佳，严重影响生活。入院诊断：腰椎间盘突出症（腰$_{4/5}$）。

入院时神清，精神食欲可，二便正常，体重未见明显增减，T：36.7℃，P：89次/分，R：18次/分，BP：118/66mmHg，VAS评分6分，ADL评分100分，Morse跌倒评估量表（MFS，morse fall seale）评分0分，Autar评分2分，NRS（2002）评分0分，体质指数（BMI，body mass index）22.5kg/m^2。脊柱无畸形，活动正常，无纵向及直接叩击痛，棘突及棘突旁压痛（－），腰背伸试验（－），左侧直腿抬高试验（±），双侧侧隐窝挤压试验（－），双侧"4"字试验（－），双侧股神经牵拉试验（－），双下肢肌力、肌张力及活动度尚可。余肢体无畸形，活动正常，无关节红肿、强直及杵状指。生理反射正常存在，病理反射未引出。

入院后完善血常规、生化、心电图、胸部X线，腰椎CT、腰椎磁共振显像检查，于入院后第2天在全身麻醉下经后路镜腰$_{4/5}$椎间盘摘除、椎管探查减压、神经根探查术。术程顺利，术后安返病房。术后予心电监护监测生命体征的变化及观察四肢感觉、血运、肌力；予抗感染、护胃、止痛等对症支持治疗。术后第3天患者腰背部手术伤口外敷料干洁，无渗血渗液，术口皮缘对位良好。患者恢复情况良好，予手术伤口换药拆线，术后第5天痊愈出院。

一、概念

腰椎微创手术是指医生借助医学影像学技术和特殊手术器械，经非传统手术途径治疗腰椎疾病的微创方法。腰椎微创手术是指在不影响疗效的前提下，以最小的侵袭和最小的生理干扰达到最佳手术疗效的一种外科理念，它的最主要特征是相对常规外科手术而言对人体的创伤微小化；是在CT或C臂监视引导下进行，不用开刀，只用一根直径不足1mm的穿刺针将胶原酶、臭氧、射频或激光等不同微创技术介入于突出的椎间盘内或盘外突出处，使突出的椎间盘溶解、氧化、消融、气化或分解，如同手术摘除一样，从而彻底解除对脊髓或神经根的压迫，达到治愈目的。

1. 椎间盘微创手术技术范围。

（1）运用手术显微镜或高倍放大镜，放大手术视野进行手术操作，通过尽可能小的皮肤切口施行"钥匙孔手术"，使脊柱外科手术以最小的医源性损伤实施最有效的治疗。包括颈前路手术显微镜下椎间盘摘除术，后路腰椎间盘显微外科摘除手术（正中入路、外侧入路、孔外入路）等。

（2）内窥镜辅助下脊柱外科技术。通过若干个皮肤通道或微小切口到达脊柱，利用光导纤维成像技术直视下进行手术操作。内窥镜辅助脊柱外科技术可分为胸、腹腔镜辅助下和显微内窥镜辅助下脊柱外科手术（该患者采取的是这种手术方式）。

（3）经皮穿刺脊柱外科技术。经皮穿刺或微小切口，运用特殊器械和装置，施行脊柱微创手术。

（4）导航系统辅助下脊柱外科技术。是20世纪90年代末开展的新技术，在导航系统辅助下，明显提高了手术准确率和安全性，减少了并发症。

2. 适应证。

（1）椎间盘突出、椎间孔骨质增生所引起的脊神经根性疼痛，经保守治疗效果不佳者。

（2）中央型、旁中央型、外侧型、极外侧型的腰椎间盘突出者。

（3）腰椎间盘突出并后纵韧带钙化者。

（4）部分腰椎椎间孔狭窄患者。

3. 与传统手术对比的优势特点。

（1）创伤小（约1cm）。

（2）出血少（约15～20mL）。

（3）恢复快，24小时即可下床。

（4）不破坏脊椎的稳定性。

（5）安全，不损伤神经。

（6）无痛苦、不需长期卧床。

二、腰椎微创手术的护理

（一）入院评估

1. 入院评估。

患者T：36.7℃，P：89次/分，R：18次/分，BP：118/66mmHg，VAS评分6分，ADL评分100分，Morse跌倒评估量表评分0分，Autar评分2分，NRS（2002）评分0分，BMI指数22.5kg/m²，神志清，二便正常，体重近期无明显变化，无其他基础疾病。

2. 专科评估。

（1）立位评估。①步态评估：该患者行走正常，无间歇跛行。②腰部侧凸和活动范围受限评估：该患者无脊柱侧凸畸形。腰椎侧凸是一种为了减轻疼痛的姿势性代偿畸形，具有辅助诊断价值。因髓核突出位置不同，则脊柱代偿的姿势不同，如髓核突出在神经根的肩部，上身向健侧弯曲，腰椎凸向患侧则可松弛受压的神经根；当髓核突出在神经根腋部时，上身向患侧弯曲，腰椎凸向健侧则可缓解疼痛（图9-1）。③腰部压痛点评估（图9-2）：立位时更易查出腰部的压痛点，较卧位准确。大部分患者在病变间隙的棘突间有压痛，按压椎旁1cm处有沿坐骨神经的反射痛。约1/3患者有腰部骶棘肌痉挛，使腰部固定与强迫体位。该患者棘突及棘突旁压痛（-），腰背伸试验（-），无纵向及直接叩击痛。

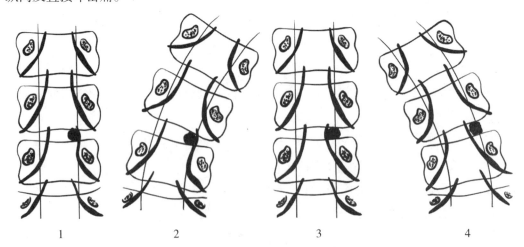

图9-1 姿势性脊柱侧凸与缓解神经受压的关系

1. 椎间盘突出在神经根内侧时；2. 神经根所受压力可因脊柱凸向健侧而缓解；3. 椎间盘突出在神经根外侧时；4. 神经根所受压力可因脊柱凸向患侧而缓解。

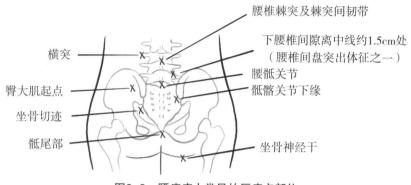

图9-2　腰痛病人常见的压痛点部位

（2）仰卧位评估。①下肢神经功能（肌力、感觉、反射）评估。应先进行神经功能评估，后进行诱发疼痛的评估项目，以免影响其准确性和延长检查时间。受累神经根所支配的肌肉力量减弱、肌肉萎缩，感觉过敏、减弱或消失，反射减弱或消失。腰$_5$神经根受累，常有胫前肌、踇伸肌及第2趾伸肌肌力减弱，严重者有足下垂，疼痛放射区感觉减弱，膝反射和踝反射改变不明显。骶$_1$神经根受累，可有第3趾，第4趾，第5趾伸肌力减弱或足跖屈肌力减弱，疼痛放射区感觉减退和踝反射减弱或消失。腰$_4$神经根受损害，可发现股四头肌萎缩和肌力减弱，疼痛放射区感觉减退，膝反射减弱或消失。马尾神经受累可有会阴部感觉减退或消失。该患者经评估双下肢肌力、肌张力及活动度尚可，左小腿后内侧及足底麻痹。生理反射正常存在，病理反射未引出。②坐骨神经牵拉试验：坐骨神经由腰$_4$～骶$_1$脊神经组成。当下肢伸直并指高时，神经根受到牵拉向下移动，正常情况下无不适。当椎间盘突出时，牵拉加重神经根的刺激和压迫，产生根性放射痛。具体检查方法如下。a.直腿抬高试验（图9-3）：患者仰卧，伸膝，被动抬高患肢，正常人神经根有4mm的滑动度，下肢抬高到60°～70°才感腘窝不适，本例患者神经根受压或粘连使滑动度减少或消失，抬高在60°以内即出现坐骨神经痛，称为直腿抬高试验阳性。直腿抬高受限并出现小腿以下的放射痛为阳性，该项检查阳性率高，对诊断意义大。b.直腿抬高加强试验：在直腿抬高试验阳性时，缓慢降低患肢高度，待放射痛消失，再被动背屈踝关节以牵拉坐骨神经，如又出现放射痛，称为加强试验阳性（图9-4）。c.屈髋伸膝试验，屈髋屈膝90°，将膝逐渐伸直，出现根性放射痛为阳性。d.健腿抬高试验，有时健腿直腿抬高时患侧神经根也可受到向下和向健侧牵拉产生根性放射痛。e.具有鉴别意义的体征，检查上述体征时应同时检查患侧下肢的屈髋屈膝试验和"4"字试验，与髋关节和骶髂关节疾病相鉴别。该患者经评估，左侧直腿抬高试验（±），双侧侧隐窝挤压试验（－），双侧"4"字试验（－），双侧股神经牵拉试验（－）。③股神经牵拉试验：在髋和膝关节伸直位被动抬腿过伸髋关节，牵拉股神经，出现股前部放射痛为阳性。腰$_{2/3}$和腰$_{3/4}$椎间盘突出时多呈阳性。该患者经评估双侧股神经牵拉试验（－）。

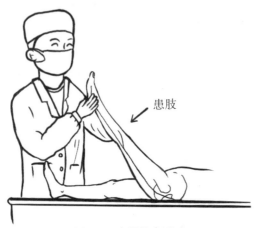

图9-3 直腿抬高试验

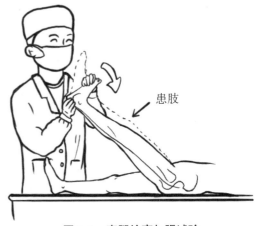

图9-4 直腿抬高加强试验

3. **辅助检查。**

（1）X线检查。该患者X线结果示：腰椎动力位示腰椎活动受限，未见明显椎体转移；腰$_{4/5}$椎间隙稍狭窄，余椎间隙未见明显异常。

（2）CT检查。高分辨率的CT检查图像，能更好地显示脊柱骨性结构的细节。如可清晰显示椎间盘突出的部位、大小、形态和神经根、硬脊膜囊受压移位的影像，同时可显示椎板及黄韧带肥厚、小关节增生肥大、椎管及侧隐窝狭窄等情况。该患者CT示：腰椎生理曲度存在，各椎体序列正常，腰$_2$椎体见结节状高密度影，大小0.6cm×0.2cm，边界清楚，余各椎体及附件骨质结构完整，未见明显骨质增生改变，椎间隙无变窄，腰$_{4/5}$椎间盘向后突出，硬膜囊受压，双侧神经根未见受压，余腰椎间盘未见明显突出及膨出征象。

（3）磁共振成像检查是一种无创性新检查技术，全面观察各椎间盘退变情况。如可显示腰椎间盘退变时信号减弱，椎间盘突出的隆起型、破裂型和游离型，以及进入椎管髓核碎块移动后的位置。明确显示硬膜受压的部位和程度，尤其是全脊髓磁共振显像检查可一次检查显示多节段病变。该患者MR示：腰骶椎生理曲存在，序列正常，各椎体信号未见异常；腰$_{4/5}$椎间盘在T2WI序号上信号减弱，椎间盘向后方突出，相应层面硬膜囊受压；后方马尾走行柔顺，其内未见异常信号影。

（4）实验室检查及其他检查。该患者术前行生化、血常规、凝血四项、心电图、尿常规等检查，实验室检验结果示：尿常规白细胞：26.00/μL，血清总蛋白：64.2g/L，其余结果正常。

（二）术前准备

1. **皮肤准备。**

患者术前1晚沐浴清洁全身皮肤，洗去胶布痕迹；擦去指甲油。患者未处于月经期。

2. **体位指导。**

卧硬板床，指导床上轴线翻身的方法，患者及家属已掌握轴线翻身的技巧。

3. **饮食指导。**

术前根据患者的全身情况，血常规提示：血清总蛋白：64.2g/L，偏低，BMI正常。指导患者进食高蛋白、高维生素、高热量饮食以增强患者体质，提高抗感染能力，从而提高手术耐受力。该患者术前禁食固体食物6小时，禁饮2小时。

4. **术前用药。**

在医护人员的指导下使用或者停用药物。术前3天禁止口服抗凝药物阿司匹林；术前1天停用低分子肝素；禁食患者不予口服降糖药物，术日晨可口服降压药物，维持术中血压平稳。该患者无特殊用药。

5. **术前心理疏导。**

术前患者因担心术后有瘫痪的风险、不了解病情及手术方式，对手术后康复产生恐惧，针对此情况，护士给予视频观看手术过程，主刀医生讲解疾病知识并分享成功手术案例，通过观看手术视频，患者觉得就是打两个小孔的小手术，之后积极配合手术治疗。

6. **康复指导。**

（1）教会患者选择合适腰围：选择腰围的规格应与患者体型相适应，一般上至下肋弓，下至髂嵴下，后侧不过分前凸，前方也不束扎过紧，以能伸进一个手指为宜，保持腰椎良好的生理曲度。该患者腹围为90cm。

（2）教会患者如何佩戴腰围，具体方法：①患者仰卧位，屈曲双膝，用双肘及双足支撑抬臀，再将腰围内面朝上放入，系好腰围。②患者侧卧位，将腰围放置在腰部，转为平卧，调整腰围在腰部正中位置后系好。该患者能正确佩戴腰围。

7. **疼痛护理。**

（1）嘱患者卧硬板床，采取腰背肌放松体位：仰屈腿位、屈膝卧位。

（2）嘱患者看电视转移注意力。

8. **术前访视。**

（1）术前1天下午，巡回护士到病房查看病历资料，了解患者整体情况、术式及特殊要求，做好术前准备工作。

（2）巡回护士到患者床旁，检查患者腰部术野皮肤清洁、完整，左小腿后内侧放射性疼痛及足底麻痹。

（3）巡回护士发现患者对手术疼痛及手术体位不适担心，告知患者采用全身麻醉方式，手术中没有疼痛等任何感觉，麻醉后实施导尿管留置。让患者观看《术前访视手册》中俯卧位图片，讲解麻醉后再安置俯卧位，将使用体位减压垫，骨突受压部位使用皮肤减压敷料等保护措施，以防压疮发生。

（三）术中护理

1. 术前准备。

（1）术前1天手术室护士确定手术器械的准备情况；巡回护士术前做好椎间孔镜显示系统、消融射频仪器、微磨钻、负压吸引装置的测试，确保使用功能正常。

（2）3L袋装生理氯化钠溶液4～5包，术野持续冲洗用。

2. 手术体位。

患者采用俯卧位，双侧上肢向前置于手架上，远端关节要低于近端关节，胸腹部悬空。麻醉后安置俯卧位时采用"七人搬运法"：转运床与手术床平行放置，紧靠床旁并锁定；3人分别站在手术床旁，另外3人分别站于平车的一侧，并分别托患者肩胸部、腰臀部、下肢；麻醉医生负责头颈部和固定气管导管，"七人搬运法"进行轴线翻身。患者在全身麻醉下行经后路镜腰$_{4/5}$椎间盘摘除、椎管探查减压、神经根探查术。

3. 管道管理。

术前巡回护士选择左侧上肢建立外周静脉通道1条，全身麻醉后留置导尿管，手术完毕切口将放置引流管1条，做好管道二次固定及粘贴标识。

4. 感染预防。

（1）手术于9:50开始，12:00结束，术前30分钟遵医嘱使用头孢硫脒2g加0.9%氯化钠注射液100mL静脉滴注，预防手术切口感染。

（2）手术单采用一次性无菌手术巾、手术衣，预防冲洗液溅湿布巾而污染手术切口。

5. 压疮预防。

手术时间约2个小时，头部前额、两侧颧骨、下颌部、两侧肩部、髂前上刺骨、膝关节、踝关节等突受压部位使用减压垫或皮肤减压敷料保护，以防压疮发生。眼睛采用一次性贴膜保护，眼睛、嘴唇、胸、腹部悬空避免受压。

6. 仪器设备管理。

术前访视确定患者左小腿后内侧放射性疼痛及足底麻痹，主刀医生操作的站位为患者左侧，巡回护士将腔镜设备显示系统摆置在患者右侧上方。

7. 器械管理。

洗手护士将普通器械与内镜器械分区放置，由洗手护士传递并轻拿轻放。

8. 术毕护理。

（1）手术完毕采用"七人搬运法"进行轴线翻身把患者转移至转运床。巡回护士做好管道的护理与固定。

（2）由麻醉医生、手术医生及巡回护士护送复苏室。

（四）术后护理

1. 生命体征的观察与护理。

患者术后返回病房20小时生命体征持续监测情况如下。P：80～87次/分，BP：110～122/70～78mmHg，R：15～18次/分，SpO_2：95%～98%，T：36.5～37℃，住院期间无发热。术后复查血常规结果示：血红蛋白浓度128g/L，血细胞比容38.0%，平均红细胞体积90.9fL，红细胞平均血红蛋白量30.6pg，红细胞平均血红蛋白浓度337g/L。

2. 体位管理。

后路镜下的椎间盘切除术仅仅是单纯将突出/脱出的椎间盘切除，椎间盘的骨性结构未破坏，脊柱的稳定性尚好，加之在入路时仅是将背部主要肌群分离而未离断，肌肉的辅助支撑作用较强。该患者术日平卧，左右轴线翻身，术后第1天已佩戴腰围起床活动。

3. 早期进饮进食及营养管理。

早期进饮进食是快速康复的重要举措之一，术后早期进饮进食，可使患者口腔舒适感增加，心理上感觉良好，同时促进胃肠道功能恢复，缩短首次进食的时间，减少腹胀、便秘等并发症的发生，同时可保证营养素的摄入，对患者病理、生理状况的康复有积极影响。该患者于9:50送入手术室，12:50术毕返回病房，麻醉清醒后，评估患者吞咽功能正常，无麻醉不良反应，于13:30指导其饮水30mL行吞咽评估，1小时后患者无恶心及呕吐等不适，指导进食白粥，首次100g，少量多餐，逐步过渡到普食。术后指导其进食鱼肉、鸡肉、虾皮及各类蔬菜水果，患者营养中等，皮肤光泽、弹性良好、黏膜红润，BMI指数在正常范围。

4. 疼痛管理。

患者术后回房后，采用VAS评估患者疼痛，术后每小时评估1次，患者左下肢麻痛完全消失，手术伤口VAS疼痛评分3分，遵医嘱予氟比洛芬酯注射液50mg+NS10mL，2次/天，静脉注射，丁丙诺啡透皮贴剂外贴，日间指导患者放松心情，听音乐分散注意力，护理操作轻柔，功能锻炼在使用止痛药后30分钟进行。22:00调暗室内光线，关闭电视，劝离陪人，为患者提供安静舒适的休息环境，术后疼痛得到较好控制，术后第1天至出院患者VAS评分波动在1～3分，夜间安睡，满意度高。

5. 脊髓神经功能检查。

由于术中牵拉、通道植入的位置等可能挫伤脊髓或破坏脊髓血供，造成脊髓损伤，严重者导致截瘫，脊神经手术引起的水肿等，可能会使患者术后感觉、肌力会有暂时性的影响。术后脊髓神经功能的检查能准确反应手术的效果，麻醉作用消失后，应立即做清醒试验，即检查患者下肢肌力、足趾的趾屈、背伸等活动，观察双下肢等关键感觉点的感觉情况，若双下肢出现疼痛、麻木感或者肌力减退等，应立即核实原因。该患者术后回房，给予脊髓神经功能检查，关注患者感觉、肌力变化，发现异常立即排查，上报医生。患者回病房后，左下肢麻痛消失，肌力及感觉正常，右下肢感觉及肌力正常。

6. 早期活动与功能康复。

（1）患者麻醉清醒后指导床上直腿抬高主动训练，10次/组，2次/天，并进行股四头肌等长收缩锻炼和足部踝泵锻炼10次/组，2次/天，患者按时完成。

（2）术后第1天，患者已佩戴腰围，下床活动。

（3）术后第2～7天，加强患者基础护理，恢复正常饮食，养成良好的生活习惯和卫生习惯，行相应的正确动作指导并继续进行上述锻炼。

（4）术后第2～12周，指导患者腰背肌静力收缩，取仰卧位，下肢伸直，两手置于体侧，挺胸收腹，头部、上肢和下肢做背伸动作，绷紧背部和臀部。持续10秒，10次/组，3～6组/天。

7. 伤口护理。

微创手术的皮肤外的手术伤口一般都较小，切口的大小一般受入路选取的器材和术者的技术水平的影响。该患者的手术伤口直径为1cm，切口较小。术后回病房后应观察伤口引流量、颜色、性质，有无伤口渗液、伤口感染、伤口出血及伤口裂开等异常情况。该患者术后伤口敷料干洁，发现伤口渗血渗液情况，及时告知医生更换，以免发生伤口感染。术后第3天，患者手术伤口敷料干洁，手术伤口皮缘对位良好，拆出缝线。

8. 管道管理。

（1）该患者术中留置导尿管及1条伤口引流管，予2次固定管道，导尿管引流出淡黄色澄清尿液，尿量正常，指导患者多饮水，勿自行拔管，避免牵拉、折叠、挤压导尿管。术后第1天拔除导尿管，患者排尿正常。

（2）后路镜下的微创手术，术后引流一般＜50mL/天，原则上比开放大手术的引流量会少很多，一般引流＜50mL/天则会拔出引流管。如出现出血量过多过快，评估有无活动性出血，24小时引流量＞500mL或2小时内＞200mL即为活动性出血表现，应立即告知医生，如引流量过少，应及时检查，排除血凝块堵塞、引流管折曲等因素。该患者伤口引流管无阻塞、无曲折，术日引出暗红色血性液约5mL，术后第1天予拔除伤口引流管。

9. 用药管理。

患者术后给予脱水、抗感染、镇痛、护胃、营养神经等对症支持治疗。为了预防感染，使用头孢哌酮钠他唑巴坦钠抗生素抗感染，使用非甾体药物氟比洛芬酯注射液、丁丙诺啡透皮贴剂等进行止痛，使用甲钴胺注射液营养神经等对症支持治疗，用药期间观察患者无发热、头晕、皮疹、心悸、胸闷、恶心、呕吐等情况。

10. 睡眠管理。

影响患者睡眠的因素有睡眠环境的突然改变，陌生的人际关系，因疾病、手术、相关治疗的知识缺乏而引起的焦虑恐惧感，疼痛或疾病引起的躯体不适，夜间治疗操作的影响及病房环境的干扰等。偶尔的失眠不用担心，通过去除诱因、自我调节，睡眠能很快恢复。但如较长时间出现睡眠问题，可造成自主神经功能紊乱、消化功能障碍等，甚至导致免疫机能降低，不利于康复。评估患者的睡眠情况，创造舒适的入睡条件，及时准确地评估和处理疼痛等其他不适，必要时应用药物促进睡眠。该患者手术后无伤口疼痛等情况，VAS评分1分，睡眠好。

10. 排泄管理。

（1）后路镜下的椎间盘摘除、椎管减压、神经根探查术，术后第1天即可起床活动，患者极少因为体位的改变引起排泄等问题。手术患者回病房后当日应关注手术创伤应急或者补液不足引起的少尿等问题。术后第1天可拔出导尿管，自行小便，鼓励患者多饮水，观察排尿量，确保未发生尿潴留。

该患者术后留置导尿管返回病房，短期留置导尿管期间，指导家属协助患者保持尿道口清洁，鼓励患者多饮水。引流尿液为澄清淡黄色尿液，尿量正常，术后第1天予拔除导尿管，拔出后患者排尿正常。

（2）教会患者提肛运动及顺时针腹部按摩：由右下腹至右上腹，右上腹至左上腹，左上腹至左下腹及耻骨联合，300圈/天。以预防便秘，促进排便。该患者掌握预防便秘的方法，术后未发生便秘情况。

11. 预防并发症。

（1）切口血肿。患者伤口周围无肿胀，双下肢及会阴部无疼痛、麻木、无力、排尿困难等情况，患者未发生切口血肿。

（2）切口感染。患者切口无红肿、压痛等情况，伤口周围无波动感，伤口敷料干洁，无发热，术后白细胞计数正常，患者未发生切口感染。

（3）椎间隙感染。术后3周电话随访患者，无发热，腰部无阵发性抽搐样的疼痛，无翻身时加剧、平卧时减轻等症状，术后8周X线片复查无异常发现。患者未发生椎间隙感染。

（4）脊髓损伤。患者术后四肢感觉活动、大小便正常，未发生脊髓损伤。

（5）脑脊液漏。患者手术伤口引流液为暗红色血性液5mL，患者无头晕，头痛、恶心等情况，患者术后第1天拔除引流管下床活动，未发生脑脊液漏。

三、患者结局

患者术后第5天，无诉不适，T：36.6℃，P：78次/分，R：18次/分，BP：110/66mmHg，VAS疼痛评分0分，ADL评分100分，Atuar评分2分，NRS（2002）评分0分，BMI指数22.5kg/m²，二便正常，手术伤口周围无红肿，愈合良好，术后腰椎X线片正常，术后患

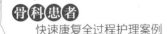
者病情恢复快，术后即解决了腰痛的问题，并且术后第1天即戴腰围下床活动，无并发症的出现，遵医嘱予办理出院。

1. 患者体验。

王女士在两年前开始出现腰痛症状，偶尔还会伴有左下肢麻痛，想着自己年轻，并没有放在心上，但两年来腰痛反复发作，甚至越来越重，因担心手术并发症曾多次采取保守治疗方案无效。王女士因腰痛难耐影响睡眠遂来我院就诊，在医生的建议下首先完善了CT及磁共振显像检查，明确患有腰$_{4/5}$椎间盘突出症。突出的椎间盘压迫到神经，引起腰痛及反射痛，在科主任言明其中利害后王女士下定决心住院行手术治疗。"术后即可回归到正常的生活"的感叹，充分体现了一个被腰椎间盘突出折磨多年的年轻患者短时间痊愈后的激动与欣喜。在本案例中，微创理念的应用和快速康复治疗方案是王女士迅速康复的保障。

2. 疾病转归。

腰背部手术伤口外敷料干洁，无渗血渗液，手术伤口皮缘对位良好。左下肢麻痛的症状完全消失，精神、睡眠、胃纳可，大小便正常。患者经过5天的住院治疗痊愈出院。

四、延续护理

1. 出院指导。

出院前做好出院准备，指导患者术后3个月内正确日常活动行为，做好腰背部及下肢防寒保暖措施，出院后卧硬板床休息，加强腰背肌锻炼。加强营养，多晒太阳，预防骨质疏松，保持骨骼强健。避免腰部推拿及按摩。遵医嘱服用药物。出院后如出现肢体麻木，疼痛症状加重或感觉消失，大小便异常，伤口发炎（红、肿、热、痛），有分泌物或发热及时复诊。日常应保持正确的活动姿势，如确实需弯腰取物，应采取屈髋、屈膝的下蹲方式。尽量减少弯腰、提重物（≤5kg）等活动，术后半年内避免腰部负重、剧烈运动。为患者发放功能锻炼手册，家属帮助练习，并设立随访，创建咨询热线，及时解答和指导训练中的问题。

2. 随访。

为患者建立详细规范的健康档案，档案内容包括：姓名、性别、年龄、住址、电话、手术情况、术后恢复、出院情况及随访情况。随访方式分为电话随访和微信随访。出院后1周进行电话随访，患者恢复良好，能正常进行日常活动，手术伤口无红肿热痛情况，双下肢感觉活动好。若患者功能锻炼没有每天按时完成，告知患者康复锻炼的重要性，告知患者如有不适可以电话或微信联系。

五、反思

随着医疗技术的不断发展，微创手术逐渐代替传统手术成为临床首选方案。对腰椎病患者采取微创手术治疗，安全性高、效果显著，逐渐受到患者和医师的青睐。但有研究指出，仅对腰椎病患者采取手术治疗，虽然能改善患者症状，但并不能确保患者完全康复，患者仅在医院得到必要的康复锻炼，而在出院后未能及时获得康复护理及规范随访，患者依从性差，再加上心理因素、家庭环境等情况影响，患者未能达到持续康复护理目的，影响躯体功能恢复。所以只有联合术后规范合理的康复锻炼，才能获得让患者和医师满意的康复效果。

◆ 参考文献

陈蕾，2019. 护理随访在腰椎间盘突出症患者微创手术后躯体功能恢复中的促进作用［J］. 当代护士（下旬刊），26（6）：56–58.

陈凛，陈亚进，董海龙，等，2018. 加速康复外科中国专家共识及路径管理指南（2018版）［J］. 中国实用外科杂志，38（1）：1–20.

冯利娜，2019. 阶梯式康复护理在微创腰椎间盘突出术后的应用［J］. 慢性病学杂志，20（2）：254–255，258.

耿贵敏，2015. 对骨科脊柱微创手术患者围手术期的心理护理［J］. 大家健康（学术版），9（20）：271–272.

黄胜杰，王和鸣，2011. 脊柱微创研究进展［J］. 中国中医骨伤科杂志，19（11）：72–74.

李巧平，李琳，李璟，等，2017. 快速康复外科理念在微创内固定治疗胸腰椎爆裂骨折患者围术期护理中的应用［J］. 解放军护理杂志，34（10）：51–54.

梁金玉，张娟，陈敏，等，2019. 快速康复外科理念在脊柱微创手术围手术期护理中的应用研究［J］. 中国医学创新，16（10）：97–101.

刘爱华，林海滨，李家德，2009. 脊柱微创技术的临床应用研究进展［J］. 牡丹江医学院学报，30（3）：70–73.

卢波，2017. 快速康复在腰椎微创手术中的护理进展［J］. 微创医学，12（4）：528–530.

张希，2019. 心理护理在脊柱微创手术患者围手术期中的应用效果［J］. 首都食品与医药，26（21）：115.

朱友余，邓雪飞，2017. 腰椎微创脊柱外科研究进展［J］. 局解手术学杂志，26（1）：69–73.

第十章
脊柱后凸畸形经椎弓根双椎体楔形截骨矫形手术患者快速康复全过程护理

患者陈某，男，38岁，因10余年前无明显诱因左髋部疼痛，并逐渐出现驼背畸形（图10-1），5年前开始出现不能平卧，多次于当地医院就诊，X线检查示脊柱后凸畸形，强直性脊柱炎，予药物保守治疗无明显改善，近1年来驼背角度加重明显，行走时需膝关节屈曲代偿，严重影响患者生活。入院诊断：①脊柱后凸畸形；②强直性脊柱炎（AS, ankylosingspondylitis）。

患者入院时T：36.7℃，P：89次/分，R：18次/分，BP：118/66mmHg，VAS疼痛评分2分，ADL评分100分，Morse评分0分，Autar评分2分，NRS（2002）评分1分，BMI指数23kg/m^2，神志清，患者自起病以来，无胸闷、气促不适，无嗳气、反酸，无心悸，饮食、睡眠尚可，二便正常，体重无明显变化。脊柱生理弧度消失，脊柱后凸畸形，以胸腰段为主，颈部活动度可，腰椎活动度消失。各棘突、棘间韧带、横突、棘突旁压痛及叩击痛均（＋），无下肢放射痛。双髋、双膝活动度正常，颌眉角60°，双下肢感觉、肌力、肌张力均正常。生理反射正常，病理反射未引出。

患者入院后术前完善血常规、生化、心电图、心脏彩色多普勒超声、肺功能等检查，在气管插管全身麻醉下行强直性脊柱炎后凸畸形经腰$_1$、腰$_3$椎弓根楔形截骨矫形、后路胸$_{10}$～腰$_5$椎弓根钉棒内固定术，术程顺利，术后患者安返病房。术后监测生命体征，予预防感染、营养神经、消炎止痛、改善循环等对症支持治疗。观察伤口引流情况及双下肢感觉、肌力、血运及排气排便情况。患者术后第16天，无诉明显不适，一般情况好，二便正常。脊柱后凸畸形较术前明显改善（图10-2），手术伤口敷料较干洁，手术伤口愈合良好，缝线已拆。患者术后恢复好，予办理出院。

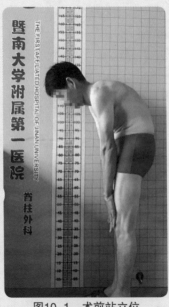

图10-1 术前站立位

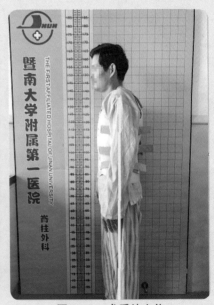

图10-2 术后站立位

一、概念

经椎弓根楔形截骨（PSO，pedicle subtraction osteotomy）是通过切除脊柱后方椎板、椎弓根、并"V"形切除前方椎体，再通过后方的闭合实现前、中柱的骨性接触，属于一种闭合截骨。PSO截骨具有骨质结构破坏较小，出血较少，神经、脊髓损伤风险较小的特点。

脊柱后凸畸形矫正术适应证：①后凸畸形＞40°（Cobb角）者，经长期保守治疗无效；②引起脊柱畸形的原发病已静止或近于静止，血沉在40mm左右，患者积极要求手术者；③双髋关节活动正常或接近正常，原有关节屈曲挛缩畸形已行手术治疗，使髋关节活动恢复正常者；④髋关节强直，已行人工髋关节置换术，髋关节功能基本恢复要点正常者；⑤对青年人后凸畸形患者，手术适应证可适当放宽，脊柱后凸影响外观明显，可行手术矫正；⑥脊柱后凸伴有椎管狭窄者，在做脊髓减压同时，可一次性行脊柱截骨矫形术；⑦胸、腰椎驼背畸形已矫正，颈椎屈曲明显，关节、韧带已骨化者应慎行颈椎截骨术。

脊柱后凸畸形经椎弓根双椎体楔形截骨矫形手术设定主要考虑以下三个方面：

1. **脊柱矢状面重建。**
2. **合适的颌眉角（CBVA，cervical brown vertical angle）（图10-3）。**

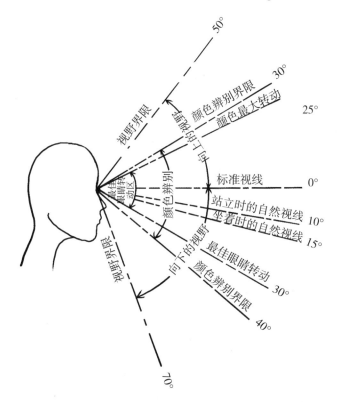

图10-3　人的水平视野和垂直视野图

（1）<10°室内活动能力差，希望降低头面部。

（2）10°～20°室内外活动能力均可，总体最满意。

（3）20°～30°室外稍差，形象不满意，希望抬高头面部。

（4）>30°室内室外均差，希望抬高头面部。

3. 髋关节满足坐和站（图10-4）。

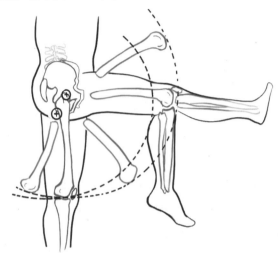

图10-4　髋关节功能位

根据评估该患者的矫形目的：平视、平卧、坐、站、走。且根据患者影像学表现及测量，医生采用的手术方案为经腰$_1$、腰$_3$椎弓根楔形截骨矫形，后路胸$_{10}$～腰$_5$椎弓根钉棒内固定术。①90°<截骨角度<115°；②双节段截骨，腰$_3$：55°，腰$_1$：35°；③固定节段上三下二；④满足：脊柱序列+平视+坐、站。

二、脊柱后凸畸形经椎弓根双椎体楔形截骨矫形手术的护理

（一）入院评估

1. 入院评估。

患者T：36.7℃，P：89次/分，R：18次/分，BP：118/66mmHg，VAS疼痛评分2分，ADL评分100分，Morse评分0分，Autar评分2分，NRS（2002）评分1分，BMI指数23kg/m²，神志清，患者自起病以来，无胸闷、气促不适，无嗳气、反酸，无心悸，精神、饮食、睡眠尚可，二便正常，体重无明显变化。平素身体一般。无基础疾病、传染病、手术史、过敏史等。

2. 专科评估。

（1）通过问诊及体查，评估患者下肢神经功能状态，有无大小便障碍等。了解患

者有无内脏压迫症状。如循环系统和呼吸系统压迫所致的活动无耐力、心动过速和全身长期慢性缺氧表现；消化系统器官压迫而产生的消化不良、食欲缺乏等表现；神经系统压迫所致的神经根终角及压迫症等。评估发现无胸闷、气促不适，无嗳气、反酸，无心悸，精神、饮食尚可。

（2）通过视诊及触诊评估脊柱是否正中，有无后凸、前凸及侧弯畸形，上身倾向何侧，有无两肩不等高、躯干两侧形态不对称、双侧髂嵴不等高等。评估发现该患者脊柱生理弧度消失，脊柱后凸畸形，胸腰段为主，颈部活动度可，腰椎活动度消失。各棘突、棘间韧带、横突、棘突旁压痛及叩击痛均（+），无下肢放射痛。双髋、双膝活动度正常，颏眉角60°，双下肢感觉活动均正常，生理反射正常，病理反射未引出。

（3）肌力评估。肌力分为6级。0级：无肌力的收缩。肌肉完全麻痹，扪不到肌肉的收缩且肌腱的张力增加。1级：无关节的运动，但可以扪及肌肉的收缩或肌腱的张力增加，但不能产生关节运动。2级：消除重力姿势做小幅度运动。肌肉收缩时，关节有主动运动，但不能抗地心引力。3级：抗重力的运动至标准的姿势或维持此姿势。在抗地心引力条件下，肢体主动运动可达正常范围，但不能对抗外加阻力。4级：仅能抗小阻力的运动至标准的姿势或维持此姿势。肢体主动运动不仅可以对抗地心引力，还可对抗轻阻力。5级：抗重力及正常阻力的运动至标准的姿势或维持此姿势。肢体主动运动可对抗强阻力，并达到正常肌力。

通过徒手肌力评估，该患者双上肢及双下肢肌力为5级。

3. 辅助检查。

强直性脊柱炎脊柱后凸畸形行择期手术的患者，术前需要检查患者全身情况，不仅要完善术前各项常规检查，如血型、血常规、凝血全套、肝肾功能、电解质、X线片、B超等检查，同时要完善心肺功能的检查，严重脊柱侧弯的患者因脊椎有明显旋转，一侧背部肋骨隆起，对侧前胸塌陷，使胸廓变形，胸腔容量减少，呼吸时肋骨的活动受限，将严重影响患者的呼吸功能。该患者心脏彩色多普勒超声、肺功能评估后未见明显异常。

强直性脊柱炎患者的实验室检查常为白细胞计数正常或升高，淋巴细胞比例稍高，少数患者有轻度贫血（正细胞低色素性），血沉可加快，但与疾病活动性相关性不大，而C反应蛋白则较有意义。血清蛋白减少，α1球蛋白和γ球蛋白增加，血清免疫球蛋白G、血清免疫球蛋白A和血清免疫球蛋白M可增加，血清补体C3和C4常增加。约50%患者碱性磷酸酶升高，血清肌酸磷酸激酶也常升高。血清类风湿因子阴性。虽然90%～95%以上AS患者人类白细胞抗原（HLA，human leukocyte antigen）-B27阳性，但一般不依靠HLA-B27来诊断AS，HLA-B27不做常规检查。诊断主要依靠临床表现和放射线证据。同时应全面细致地收集病史，通过系统的体格检查和实验室检查所提供的各种生理指标，综合分析、评估患者手术的耐受性。该患者的实验室检查结果为：C反

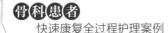

应蛋白4.39mg/L，血红蛋白80.1g/L，平均血细胞比容28.47%，平均红细胞体积56.69fL，红细胞平均血红蛋白含量15.95pg，红细胞平均血红蛋白浓度281.30g/L，红细胞沉降率73mm/h，HLA-B27：阴性，靠近临界值。

该患者术前检查结果示：X线片：强直性脊柱炎，脊柱后凸畸形106°，骨盆倾斜角（PT，pelvic tilt）=64°，骨盆入射角（PI，pelvic incidence）=61°。颈椎动力位示上颈椎活动度尚可，下颈椎活动度欠佳。CT示脊柱后凸，胸腰椎向左侧弯右侧凸改变，所见颈胸腰椎体缘见不同程度的骨质增生改变，部分椎体相连，呈方形椎改变，部分椎间隙内见骨性连接形成，各椎间隙不同程度变窄。双侧骶髂关节及髋关节间隙变窄，骨性关节面模糊。磁共振显像检查：①侧弯、后凸畸形；②右侧骶髂关节及脊柱所见，符合强直性脊柱炎磁共振显像表现。

（二）术前准备

1. 皮肤准备。

（1）嘱患者术前1天剃须、剪指甲。

（2）嘱患者术前晚以沐浴的方式清洁全身，特别是术野皮肤，忌擦损。

2. 体位指导。

矫形手术对体位的要求十分严格，术后严格卧床，所以需要患者做好长时间卧床的思想准备。术前3天为患者改卧硬板床，指导患者及家属床上轴线翻身的方法。

3. 饮食指导。

虽然患者NRS（2002）评分为1分，但患者做该手术，手术创面大，时间长，术前1周指导高营养、高维生素、高热量饮食，以增强患者体质，提高组织修复和抗感染能力，从而提高手术耐受力；忌辛辣饮食；术前准备时，护士提前发放预防便秘小册子，术前禁食8小时，禁饮3小时。

4. 术前心理疏导。

通过责任护士及主管医生和该患者聊天得知因身体畸形，患者心理自卑和缺乏自信心，不了解病情及手术方式，一方面渴望通过手术得以矫正，另一方面担心甚至恐惧手术麻醉中出现意外情况，手术不成功，后期外观、功能恢复不理想及术后的康复不理想，针对以上问题，术前1天由主管医生和责任护士单独向患者及家属宣教脊柱后凸畸形的发生、发展、转归及手术过程的相关知识。观看矫形术后常规护理、伤口换药、功能锻炼等视频，并就患者疑问进行讲解和介绍成功案例（看其康复照片）。鼓励患者宣泄内心负性情绪，嘱患者通过听音乐、看电视转移注意力，消除恐惧心理，通过以上措施最终解除患者的担忧，积极配合手术治疗。

5. 术前用物准备。

嘱患者准备尿壶1个，垫巾5张，吸管1根（预防误吸）。

6. 术前康复指导。

（1）术前呼吸功能训练。脊柱弯曲引起胸廓发生畸变，肺组织发育受限，肺容量小，术后容易引起肺不张和肺部感染，对心肺功能造成影响，患者均伴有不同程度的心肺功能下降，因此，加强患者呼吸功能训练十分必要。术前指导患者每天做有规律的呼吸训练，如扩胸运动、深呼吸、上楼梯、吹气球练习，有效咳痰及咳嗽的方式。①深呼吸的方法：先深深地呼气，吐气时要像吹蜡烛一样缓缓吐出，然后再深深地吸气，吸气时应确定肚子向内陷进去，直到不能再吸气时，屏气3～5秒后再缓慢吐出，20次/组，3组/天。②胸腔深部咳嗽方法：患者深吸气，屏住，声门紧闭，使膈肌抬高，以增加胸膜腔内压，然后声门打开咳嗽，使气体或痰液冲出，促进痰液有效咳出，20次/组，3组/天。③吹气球训练：患者取坐位或站立位，先深吸一口气，之后呼气时，需要将气体吹入气球内，15分/组，3组/天。

术前通过责任护士的示范及讲解，患者掌握以上呼吸训练方法，并能现场示范给护士看，建立呼吸训练卡片，督促患者完成每天的任务。该患者依从性好，按时完成任务。

（2）床上排便训练。术前需训练患者在床上大小便。由于该患者做脊柱侧凸矫形手术，较长的时间内不能下床，临床有部分患者术后会因为体位不习惯导致便秘或尿潴留，提前做好床上排便训练有助于降低患者术后并发症发生率。术前评估该患者平时二便正常，术前3天嘱患者试着在床上解小便，患者成功3次在床上解小便。术前1天，患者已排空大便。

（3）支具正确使用。责任护士一对一为该患者及家属讲解支具穿戴要注意贴身穿柔软合体内衣，穿戴支具时必须松紧合宜，穿戴好的支具松紧度应以不影响正常呼吸为宜。髂嵴区、两侧肩胛冈、骶骨区等骨隆突处加海绵衬垫以免皮肤破损。①佩戴方法：患者取侧卧位，将支架后片放于背后，平卧，将支架前片置于胸前，扣好魔术贴或尼龙扣。②起卧的方法：起床时先平卧佩戴好支架，然后侧卧，用双上肢慢慢撑起身体坐直，禁止平卧位突然翻身起床动作。坐位改为卧位时先双手支撑慢慢侧卧，然后平卧，卸下支架。

通过护士的示范与讲解，该患者家属能大概说出支具佩戴的注意事项且能正确地示范。

7. 术前访视。

（1）术前1天下午，巡回护士到病房查看病历资料，了解患者整体情况、术式及特殊要求，术前交叉配血备红细胞5U，冷沉淀6U。评估手术出血量多、手术时间长，制订周密的手术护理计划，确保患者手术安全。

（2）巡回护士到患者床旁，见患者强直性脊柱炎后凸严重畸形不能平卧，只能半坐卧位，检查背部术野皮肤整洁、完好。颈部活动度可，腰椎活动度消失。

（3）患者对手术疼痛及手术体位不适表示担忧，巡回护士告知将采用全身麻醉方式，手术中没有疼痛感觉，麻醉后实施导尿管留置无痛感。同时让患者观看《术前访视手册》中俯卧位图示，讲解俯卧位的安置过程，将会使用体位减压垫和皮肤减压敷料对骨突受压部位实施保护，以防压疮发生。

（三）术中护理

1. 术前准备。

（1）术前1天手术室护士确认外来器械与植入物的准备情况，患者麻醉前由洗手护士与手术医生确认所用器械及植入物均符合手术要求，植入物型号备齐待用。

（2）巡回护士在术前测试高频电刀、超声骨刀、微磨钻、负压吸引装置等仪器设备的功能，确保能正常使用。

2. 手术体位。

巡回护士通过术前访视对患者的后凸畸形已有初步了解，术前1天根据其体形的特殊性准备合适的俯卧位体位垫。手术当天麻醉前，先对患者实施俯卧位预安置，麻醉后按原方案安置体位，避免强制性牵拉导致神经损伤。安置俯卧位时采用"七人搬运法"：平车与手术床平行放置，紧靠床旁并锁定；3人分别站在手术床旁，另外3人分别站于平车的一侧，并分别托患者肩胸部、腰臀部、下肢；麻醉医生负责头颈部及气管导管固定，采取轴线翻身法。

3. 管道管理。

（1）巡回护士于左上肢建立外周静脉通道1条，全身麻醉后建立右侧颈内静脉通道，实施桡动脉穿刺测压并留置导尿管。

（2）患者术中输注液体3 450mL、红细胞4U、血浆400mL，自体血回输500mL。输液、输血过程严格执行标准操作程序，密切观察不良反应。术中出血1 000mL、尿量1 000mL，巡回护士根据医嘱调节输血、输液量和速度，保持生命体征平稳。

（3）手术完毕，切口放置引流管1条，所有管道均粘贴标识并作二次固定。

4. 感染预防。

（1）谢绝参观，外来器械技术人员仅限1人作台下指导。

（2）手术于10:02开始，15:35结束，术前30分钟遵医嘱使用头孢哌酮钠他唑巴坦钠1g加0.9%氯化钠注射液100mL静脉滴注，13:10再追加使用1次头孢哌酮钠他唑巴坦钠1g加0.9%氯化钠注射液100mL静脉滴注，预防手术切口感染。

（3）手术单采用一次性无菌手术巾、手术衣，手术人员佩戴双层无菌手套。

5. 压疮预防。

手术时间长达5小时，采用俯卧位时患者前额、两颊及下颌作为头部支撑点，保护眼睛、鼻子及嘴唇，避免受压。胸、腹部悬空，避免影响呼吸及血液循环。前额、两颊及下颌、两侧肩部、髂前上刺骨、膝关节、踝关节等突受压部位使用皮肤减压敷料保护，预防压疮发生。患者全身麻醉后，巡回护士使用一次性贴膜覆盖其眼睛实施保护，避免术中角膜干燥及损伤。

6. 低体温预防。

患者双下肢覆盖充气式保温毯；输注液体及输血时使用输液加温器。使用加温设备时，巡回护士要根据患者病情进行温度调节。

7. 物品清点。

手术前后做好物品的清点管理，手术切口长且深，严格实行"三人五时机"的清点原则，杜绝手术用物错漏或遗留患者体内。

8. 器械管理。

洗手护士熟悉外来手术器械，洗手护士、主刀医生共同核对椎弓根钉、棒型号准确无误方可使用。

9. 植入物管理。

巡回护士负责完成植入物标识留档，一份跟随病历保存，另一份手术室留档保存。

10. 术毕护理。

（1）手术完毕采用"七人搬运法"进行轴线翻身，平车与手术床平行放置，紧靠床旁并锁定；3人分别站在手术床旁，另外3人分别站于平车的一侧，并分别托患者肩胸部、腰臀部、下肢；麻醉医生负责头颈部进行轴线翻身，把患者转移至转运床。

（2）由麻醉医生、手术医生及巡回护士送复苏室。

（四）术后护理

1. 生命体征的观察与护理。

由于该手术创伤大、失血多，患者易出现失血性休克，而术中多采用气管插管全身麻醉，用呼吸机辅助呼吸。术后早期自主呼吸不完善，胸廓畸形严重者术中行肋骨成形术可能损伤胸膜造成气胸。因此术毕48小时内应连续进行心电监护，持续低流量吸氧，严格控制输液速度，密切观察患者生命体征变化，监测血氧饱和度。一旦出现意识状态差、嗜睡、血压下降、低氧血症、肺气肿、血气肿及血气胸的征象，应立即报告医生并协助处理。

该患者术程顺利，麻醉效果满意，术中出血约600mL，术后返回病房，持续心电监护监测48小时生命体征情况。回房后神志清楚，P：74～80次/分，BP：（100～115）/（55～66）mmHg，SpO$_2$：95%～99%，T：36.8～38℃，留置导尿管固定通畅，每小时引流出淡黄色澄清尿液100～300mL。术后复查血常规结果示：血红蛋白浓度90g/L，血细胞比容30.0%，红细胞平均体积64.5fL，红细胞平均血红蛋白量19.3pg，红细胞平均血红蛋白浓度300g/L，血清总蛋白56.3g/L，白蛋白30.2g/L，遵医嘱予红细胞2U静脉滴注，

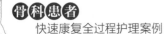

白蛋白5g，1次/天，静脉滴注。

2. 体位管理。

正确的体位护理对预防内固定器脱钩断棒保证手术效果有重要意义，所以应该引起必要的重视，患者术后回病房时，护士、医生与家属一起搬运患者过床时，利用过床板保持脊柱处于水平位，平移至病床上，无扭转，告知患者及家属平卧每2小时轴线翻身1次，翻身幅度30°～45°，翻身时利用中单保持肩部、背部、臀部在一条直线上，保持脊柱稳定。1周内严禁坐起，1周后开始45°～75°靠坐，禁腰部折屈，四肢可做相应的活动，2周后可下床适当活动，但禁止脊柱弯曲、扭转。

轴线翻身的方法如下。①平卧位换侧卧位：患者仰卧，两臂交叉放于胸前，屈膝，护士均站在患者准备面向的一侧，将双手及前臂置于患者身下，1人托住患者的肩部及腰部，1人托住胸部及臀部，2人同时用力将患者转身，翻身枕放置身后。②侧卧位换平卧位：护士均站在病床一侧，撤去患者背后翻身枕，1人托住患者的肩部及腰部，1人托住胸部及臀部，慢慢放置于床面使患者平睡。

经过护士的讲解示范，患者家属能正确的示范轴线翻身操作。

3. 早期进饮进食及营养管理。

早期进饮进食是快速康复的重要举措之一，术后早期进饮进食，可使患者口腔舒适感增加，心理上感觉舒适，同时促进胃肠道功能恢复，缩短首次进食的时间，减少腹胀便秘等并发症的发生，同时可保证营养素的摄入，对患者病理、生理状况的康复有积极影响。但因为脊柱后凸畸形矫形术后，患者内脏位置的改变，内脏神经被牵拉，会出现暂时性肠麻痹的可能，故建议手术后当患者无腹胀、呕吐等不适，听诊肠鸣音多于5次/分，可以试饮水。恢复肠蠕动后可逐步进食流质饮食，观察24小时无异常后可以进食普食。

该患者于10:02送入手术室手术，15:35术毕返回病房，17:30时麻醉清醒后，评估患者洼田饮水试验为Ⅰ级，听诊肠鸣音6次/分，无麻醉不良反应，间断予30mL温开水润喉，患者于术后第1天上午9:00肛门排气，有进食意愿，先予温开水30mL口服，观察患者无恶心及呕吐等不适，15～30分钟后进食白粥100g，无不适。患者术后第2天，逐步进食普食。因患者手术创伤大、失血多，根据个人情况指导患者饮食避免饮用牛奶、豆浆等容易引起胃肠道胀气的食物。鼓励进食高蛋白（鱼、肉类）、高维生素（各种水果、蔬菜）、高钙（乳酪类）、富含膳食纤维又易于消化的食物（麦片、马铃薯、南瓜、苹果）；禁辛辣刺激性食物，以促进伤口的愈合，防止卧床期间腹胀及便秘的发生。

患者术后NRS（2002）评分2分，皮肤光泽、弹性良好、黏膜红润，BMI指数在正常范围。

4. 疼痛管理。

该手术具有创伤大、剥离深的特点，麻醉期过后，疼痛明显。该患者术后静脉留置镇痛泵，采用VAS量表评估患者疼痛，术后每小时评估1次，患者VAS评分4分，遵医嘱予氟比洛芬酯注射液100mg+NS10mL，12时/次，静脉注射。复评VAS评分为2分，术后第7天改口服非甾体药物乐松60mg口服，3次/天。日间指导患者放松心情，嘱家属陪同聊天、看电视，分散注意力，翻身轻柔，手术伤口换药及功能锻炼在使用止痛药后30分钟进行。夜间调暗室内光线，22:00关闭电视，做好同室患者及家属的宣教，为患者提供安静舒适的休息环境。患者掌握镇痛泵使用方法及时机，能通过聊天转移注意力，术后疼痛得到较好控制，患者夜间安睡，术后第2天到第7天患者VAS评分波动在1～3分，术后第7天至出院VAS评分波动在1～2分。

5. 神经、肌肉功能检查。

由于术中牵拉可能挫伤脊髓或破坏脊髓血供，造成脊髓损伤，严重者导致截瘫，术后对脊髓神经的观察尤为重要。麻醉作用消失后，应立即做清醒实验，术后麻醉清醒即让患者做下肢屈伸及下肢抗阻力、趾屈、背伸等运动；评估下肢肌力，评估下肢感觉关键点，若双下肢感觉异常、肌力减退等，应立即核实原因。该患者麻醉清醒后每间隔2小时评估患者脊神经情况；手术48小时后每间隔4小时评估患者脊神经情况，该患者双下肢感觉、肌力、血运正常，肌力5级，同术前。

6. 早期活动与功能康复。

（1）术后早期功能锻炼不仅可以减少术后粘连，防止肌肉萎缩，增加肌肉体积和肌力，还可以预防深静脉血栓的形成，向患者讲解功能锻炼的重要性，使患者从思想上重视并主动配合。在该患者回房2小时麻醉清醒后，可在指导下做四肢活动，如足背伸、跖屈、旋内、旋外，屈膝屈髋，手指屈伸，腕关节旋转，肘关节屈伸、旋内、旋外，肩关节外展、内收、旋转，2分/组，3次/天，患者因手术后疲惫，只完成了1次，其余2次由家属协助完成。术后第1天在疼痛耐受的情况下，嘱患者加强四肢各关节的主动活动，指导患者进行股四头肌等长收缩运动及直腿抬高练习，同时配合做扩胸运动，深吸气，并进行吹气球等呼吸功能锻炼，15分/组，3次/天。在使用止痛药后30分钟，患者能正确掌握以上功能锻炼的方法，查看患者自我运动记录卡，患者术后完成运动任务。患者1周后复查脊柱X线片未见异常改变，协助患者佩戴支具慢慢摇高床头给予半坐卧位，术后7～10天，可坐于床沿过渡到站在床边，术后10天后戴支具使用助行器可行走。

（2）自理能力训练。患者术后回房ADL评分20分，家属协助护理。患者麻醉清醒后指导患者自己用吸管喝水，术后第1天ADL评分为30分；指导患者进行刷牙、进食、洗脸、剃须训练，指导使用呼叫铃；术后第7天ADL评分为45分，患者能坐起来后，指导患者穿衣、修剪指甲、床上排便、自行翻身；术后第10天ADL评分为85分，指导患者下床如厕，可以使用助行器步行。患者出院时ADL评分为95分。

7. 伤口护理。

该患者手术伤口敷料，偶有渗血情况，每2小时翻身时查看患者伤口敷料情况，发现伤口渗血渗液等情况，及时叫医生更换，避免发生伤口感染。为了促进伤口愈合，遵医嘱给予红外线治疗，30分/次，2次/天，术后第14天，伤口敷料干洁，术口愈合良好，缝线已拆。

8. 管道管理。

患者术中留置导尿管及1条伤口引流管，予二次固定管道，导尿管引流出淡黄色澄清尿液，尿量正常，指导患者多饮水，1天饮水量2 000mL以上，术后24小时拔出导尿管，患者自行排尿通畅。术日伤口引流管引出暗红色血性液410mL，术后第1天引出暗红色血性液310mL，术后第2天引出淡红色血性液430mL，予术后第3天拔除伤口引流管。

9. 用药管理。

脊柱后凸截骨矫形术采用传统的开放手术，手术创面大，剥离肌肉深，用药原则主要为抗生素预防控制感染，抑酸药护胃，止痛药阶梯镇痛，部分使用营养神经、促进成骨的药物等。

该患者为了预防伤口感染，使用3天抗生素头孢哌酮钠他唑巴坦钠及地塞米松，患者无胃肠道反应，使用非甾体药物氟比洛芬酯注射液1周进行止痛，患者无恶心、呕吐、头痛、发热、皮疹等不良反应；使用钠钾镁钙葡萄糖、转化糖及白蛋白扩充血容量；使用营养神经药物脑苷肌肽、硫辛酸、鼠神经生长因子，患者注射部位未发现结节肿胀疼痛情况；使用促进骨形成药物骨瓜提取物等对症支持治疗，患者使用该药物时未发生发热皮疹等症状。使用奥美拉唑护胃治疗，用药期间患者无腹痛、便秘、头晕、恶心、呕吐等情况。

10. 睡眠管理。

影响患者术后睡眠的因素有睡眠环境的突然改变，陌生的人际关系，因疾病、手术、相关治疗的知识缺乏而引起的焦虑恐惧感，疼痛或疾病引起的躯体不适，夜间治疗操作的影响及病房环境的干扰等。

该患者术后1~2天卧床期间因手术伤口疼痛，VAS评分4分，影响睡眠，翻身时加重，病房嘈杂，每晚可间断入睡，遵医嘱予氟比洛芬酯注射液100mg每晚睡前静脉注射1次。与患者沟通后，夜间翻身间隔时间改为3时/次，白天指导进行四肢肌肉等长收缩锻炼，这样可有利于体内的血液循环，消除关节长时间不动引起的胀痛感，且锻炼后患者出现疲乏感，有利于入眠。准确地进行疼痛评估，及时对患者的疼痛作出处理，22:00关电视，劝离陪人，夜间巡视病房时关亮灯、开夜灯，合理安排治疗及护理，操作时做到"四轻"。嘱家属帮患者睡前用温水擦身，确保身体清爽、温暖和舒适，利于睡眠。患者诉术后第3天开始，VAS评分2分，夜间安睡。

11. **排泄管理。**

（1）排尿管理。该患者术后留置导尿管返回病房，短期留置导尿管期间，指导家属协助患者保持尿道口清洁，鼓励患者多饮水。引流尿液为澄清淡黄色尿液，尿量正常，术后第1天予拔除导尿管，之后患者能自行解小便，每天尿量2 500mL以上。

（2）排便管理。①饮食指导：患者平时爱吃水果蔬菜，指导患者进食可软化粪便的食物：如芹菜、韭菜、白菜等；清热润肠通便的食物：如香蕉、芝麻、核桃仁等；促进肠蠕动的食物如粗粮、马铃薯等。刺激肠蠕动和通便功能的水果汁：如橙汁、柠檬水、椰子汁等。患者每日饮水量2 000mL以上。②预防便秘：嘱患者养成定时排便习惯，有排气感或便意时应立即尝试排便；指导患者正确床上大便，提供适宜的排便环境，保护患者的隐私；教会患者提肛运动及顺时针腹部按摩：由右下腹至右上腹，右上腹至左上腹，左上腹至左下腹及耻骨联合，每天300圈，以预防便秘，促进排便。患者能每天完成顺时针按摩腹部300圈，卧床7天，在床上排大便2次。③出现便秘：护士可行直肠指力刺激：以戴手套的手指插入直肠后，在保护好直肠黏膜的前提下做环形指端刺激，在患者能耐受的情况下做5次重复，每次持续1分钟，间隔2分钟后再次进行。观察训练后排便情况，不能排出者采取人工取便。遵医嘱给予通便药物，如酚酞片、开塞露等。术前准备时，护士提前发放预防便秘小册子，并详细讲解其内容，术后回房后再次向家属讲解一遍，每班床边交接班时询问患者大便情况并检查患者腹胀情况，患者虽术后绝对卧床1周，但术后第2天自解大便，未出现便秘情况。

12. **预防并发症。**

（1）切口血肿。其临床表现为术后3～6小时切口胀痛，双下肢及会阴部疼痛、麻木、双下肢无力、排尿困难。因为切口血肿可压迫马尾神经及神经根，如不及时处理可造成严重后果。术后应密切评估患者的引流量，保持管道的通畅性；观察双下肢的感觉活动，评估是否存在排尿困难等。该患者双下肢感觉活动好，小便通畅，未发生切口血肿。

（2）伤口感染。该患者伤口愈合良好，无红肿热痛，伤口周围无波动感，术后复查血常规白细胞计数正常。

（3）椎间隙感染。是手术严重的并发症，均在手术后3周内出现低热37.5～38℃；患者诉有腰痛，呈阵发性抽搐样的疼痛，翻身时加剧，平卧时减轻；血沉加快；早期拍X线片无异常，术后8周X线片检查时发现手术椎体的对应缘有骨质破坏。椎间盘手术容易发生椎间隙感染，可能与其结构特点及纤维环内层和髓核缺乏血供有关系，故应特别注意预防。该患者术后1～2天体温在36.8～38℃，术后第3天体温正常，翻身时腰部无抽搐样疼痛，出院后复查拍X线片无异常，未发生椎间隙感染。

（4）肌肉萎缩和神经根粘连。长期使用支具，未开始早期锻炼会导致腰部肌肉的萎缩；硬膜外注射药物，手术操作均可以导致粘连。指导该患者早期行直腿抬高运动，踝泵运动等，术后佩戴支具3个月，术后坐位或下床时需佩戴支具，卧床休息时可取出支具。该患者术中硬膜外未使用药物，患者双下肢感觉活动肌力感觉正常，未发生肌肉萎缩和神经根粘连。

（5）脊髓损伤。脊髓损伤表现在四肢的感觉、肌力、大小便异常等情况。该患者四肢肌力5级，活动好，大小便正常，无脊髓损伤的表现。

（6）脑脊液漏。脑脊液漏是脊柱手术常见并发症之一，评估伤口引流液的颜色、性质、量；脑脊液漏表现为术后出现头痛、头晕、呕吐，且在变换体位时加重，手术伤口有淡红色血性液或清亮液体渗出；伤口引流管引流出大量淡红色血性液体或清亮液体或出现分层现象；皮下积液穿刺抽出淡红色液体或清亮液体。如发生脑脊液漏时体位采取头低脚高位。并避免咳嗽、用力屏气，软化大便，及时更换渗湿的敷料，拔除引流管后敷料加压包扎（让皮下聚集的脑脊液自行吸收，以减缓脑脊液的漏出）；拔除引流管后应及时查看敷料的干洁情况，避免逆行污染，引起颅内感染。必要时给予增加抗生素等补液。必要时采取腰大池引流手术，一般不超过7天，严防颅内感染、低颅压头痛。

该患者术后第2天，伤口引流液的颜色为淡红色血性液430mL，考虑为脑脊液漏，遵医嘱予抬高床尾，予头低脚高位，嘱患者避免咳嗽、用力屏气，软化大便，避免加重脑脊液漏，患者于术后第3天拔除引流管，伤口敷料予加压包扎，患者没有头晕、头痛、恶心、呕吐等症状。

（7）螺钉松动，内固定断裂或移位。评估有无出现脊髓或神经受压的表现，如压迫脊髓可引起瘫痪或死亡。该患者四肢感觉、肌力、血运好，术后复查X线片，未提示螺钉松动，内固定断裂或移位情况。

（8）深静脉血栓形成。患者下肢无肿胀、疼痛，直腿伸踝实验（Homans征）阴性（将足向背侧急剧弯曲时，可引起小腿肌肉深部疼痛），术后双下肢B超显示未发现深静脉血栓。

（9）急性肺衰竭。因患者术前可能存在不同程度的肺功能降低，加上手术创伤、气管插管等刺激，可出现急性肺衰竭，导致生命危险。该患者术后SpO_2：96%～99%，R：16～20次/分。患者未发生急性肺衰竭。

（10）肠系膜上动脉综合征。由于手术牵拉及全身麻醉的影响或维持过度矫正的位置，患者术后可因肠麻痹发生恶心、呕吐等胃肠道反应，一般在24～48小时肠蠕动恢复后即可消失，如果手术3天后出现恶心、呕吐频繁，呈喷射状，呕吐物为胆汁时，应警惕肠系膜上动脉综合征。一旦出现肠系膜上动脉综合征，应立即禁食，持续胃肠减压、补液等，一般1周后恢复正常。该患者术后未出现恶心、呕吐症状，指导该患者饮食宜清淡，宜食易消化流质食物，忌食辛辣、油腻、煎炸、产气之品，多食富含白蛋白、维生素食物如鸡蛋、豆腐、瘦肉、鱼虾、新鲜蔬菜及水果等，同时进食粗纤维类蔬菜，防止大便秘结。

（11）肺部感染。术后患者卧床7天，导致分泌物积聚，指导患者做有效咳嗽、深呼吸等运动，遵医嘱予雾化吸入3次/天，轻拍背部等，嘱患者少量多次饮温开水，遵医嘱，适量加以抗生素防止发生感染。

（12）压疮。卧床期间护士每2小时协助患者更换体位1次，避免长期卧床导致压疮，骨凸位置予悬空减压保护。患者卧床期间未发生压疮。

三、患者结局

患者于术后第16天出院，无诉不适，出院时T：36.6℃，P：78次/分，R：18次/分，BP：120/66mmHg，VAS疼痛评分0分，ADL评分100分，Autar评分2分，NRS（2002）评分1分，BMI指数23kg/m^2，二便正常，伤口缝线已拆，周围无红肿，愈合良好，术后脊柱全长X线片示：脊柱后凸畸形较术前明显好转，遵医嘱予办理出院。成功的脊柱后凸畸形截骨矫形术对提高患者的生存质量和社会功能起到举足轻重的作用，对增强患者的自我效能感具有重要意义。

1. **患者体验。**

患者自述从十几岁开始就出现腰背疼痛、僵硬，并不断加重，逐步进展成为重度的驼背畸形，无法平卧，生活不能自理，且因驼背行走，视野严重受限，不能抬头与人交流，多年来饱受折磨，身心俱疲，多处寻医问药无果，病情不断恶化，生活渐渐失去了信心。通过多方渠道了解到暨南大学附属第一医院脊柱外科林宏生教授对复杂的脊柱畸形矫形治疗有着丰富的经验，经朋友介绍抱着最后的希望来我院求诊，面诊时是一位面朝黄土背朝天的严重驼背畸形患者，林教授团队对其进行了详细的病史询问和体格检查，结合相关影像资料，确诊为强直性脊柱炎晚期并严重后凸畸形，脊柱后凸畸形角度达到了105°，患者自述入院后，考虑病情的复杂性与特殊性，林教授团队组织了全院相关科室会诊讨论，精心制订术前方案及手术预案，并详细地给他及家属讲解，让他及家属对手术有明确的认知，也让他消除了之前对手术方式及流程的不了解、对手术预后的担忧，再加上护士细心、耐心的术前宣教、术后指导，如术前准备的物品小到一根吸管都细心落实，对围手术期预防感冒，术后床上大小便，术后饮食，卧床期间的活动、体位及预防疼痛的方法等都仔细交代，让他更加坚信了做手术的决心。术后回病房后，及时巡房询问患者病情，交代家属注意事项，让家属做到心中有数。在卧床期间，饮食、睡眠、大小便都正常。

术后第7天，X线片复查良好，伤口愈合良好，在医生及护士协助下佩戴支具下床活动，刚开始坐起来头晕得厉害，护士就在旁边指导，告诉他这是卧床时间太长引起的体位性低血压，告知起床后床边坐30分钟，家属搀扶，无头晕的时候再站立，循序渐进行走。经过24天的住院治疗，患者出院时开玩笑地说"终于可以挺起腰、抬起头说话了"，从入院到出院，医生、护士所做的每一步，都让他知其然知其所以然，这样的团队很专业，也会介绍更多的病友来我院治疗。良好的就医体验、完善延续性护理会帮助患者在诊疗过程中增强诊治的信心。良好的疾病转归也是患者能快速融入社会不可或缺的部分。

2. 疾病转归。

经过骨科医护团队的精心护理和康复训练，患者术后恢复良好，同时平视功能恢复正常，映入他眼帘的是更加广阔的视野和美好的世界，患者的身高从术前的140cm增高至165cm，自信心及生活质量得到了极大的提升，因此重拾了生活的希望，术后入睡可平卧，可昂首挺胸地走路，家属和患者本人由衷地发出了幸福的感叹。

四、延续护理

出院时医生、护士、康复师一起制订患者出院后注意事项及功能锻炼计划，术后适当活动可减少并发症的发生，但应避免剧烈体育运动、负重和躯体扭转、弯腰等动作。嘱患者避免饮食过饱，适当功能锻炼，循序渐进，加强自我保护意识，注意自己的坐、立、行、睡觉等姿势，日常生活中时刻保持姿势的挺拔和对称；还要加强营养及腹肌、背肌锻炼，指导加强耸肩及扩胸运动，以平衡肌力，以防脊柱内固定钉断裂。佩戴支具3个月，除淋浴及睡觉外，其他时间均佩戴。在出院后第3个月、第6个月、第12个月来院复查，出院带药按医嘱服用，出现异常情况如伤口红肿热痛，渗血渗液，双下肢感觉活动异常及时就诊。术后1月余，经电话回访了解到患者对日常生活技能及后期康复训练缺乏了解，对患者进一步康复训练、生活技能训练进行指导，具体方法如下。

1. 后期康复训练指导。

（1）术后3周，患者软组织愈合已牢固，此期可以做多种功能锻炼，强度渐进性增加。继续练习坐、卧、行、走等。关键是锻炼四肢肌、胸腹肌，练习行走，步幅不能太大，身体站直，不能含胸探腰。指导患者做倒退缓慢行走训练，10～20分/次，4次/天。挺腹运动10次/天。体侧运动：双足并拢，靠墙站立，双手中指贴于大腿外侧中线，一侧中指沿大腿外侧中线缓慢下滑，身体逐渐侧屈至极限，然后还原。加强腰背肌训练：俯卧于床上，两上肢向背后伸，抬头挺胸，使头、胸及两上肢离开床面。两腿伸直向上抬起，离开床面，可交替进行，然后同时后伸抬高。头、颈、胸及双下肢同时抬起，两上肢后伸，仅使腹部着床，身体呈弓形。

（2）术后1年后，患者可从事轻体力活动，如跑步、爬山、提拉轻便物品、背轻背包等，总的原则是保持脊柱的稳定，防止折屈旋转。避免身体过度负重。

2. 生活技能训练。

（1）随着病情恢复，患者可逐渐进行穿脱衣、沐浴，穿鞋等日常生活的料理。刷牙洗脸时应双膝微弯，勿弯腰。沐浴时最好淋浴。穿鞋时坐着或跷脚穿，或请别人协助穿。

（2）自我形象重新建立，指导患者每天面对镜子纠正由于长期畸形而导致的不正确姿势，特别是双肩的水平，以适应新的平衡。

（3）禁忌脊柱弯曲、扭曲及提重物等活动，6个月内上身不能进行前屈运动、上肢不能提重物，以免加重脊柱活动度。从地上拾物时应屈髋屈膝，避免弯腰，以免起立时脊柱受力过大。高处取物品时用矮凳垫高取物，勿踮脚尖取拿。应用长柄扫帚、拖把做清洁工作，勿弯腰。根据患者的耐受程度逐步增加活动量，活动范围及强度应循序渐进。

（4）携带物品时应使其贴近躯干，以减小重力的作用。避免在躯干侧弯或旋转时突然用力，因此时脊柱周围组织已处在紧张状态，容易造成脱钩、断钉、断棒等现象。

（5）不要穿硬底鞋，在鞋内放置弹性鞋垫，以缓冲脊柱震荡，防止受伤，预防未融合节段间盘过早退变。

（6）注意走路的姿势，掌握身体平衡的技术，养成良好的作息时间，采用正确的运动方式。

手术后3~4个月可以室外活动及参与社会活动工作，半年内不能参加常规体育活动，如各种球类；在选择职业时避免一些不适合的工作，如搬运、长途驾驶等。

（7）性生活在手术后4周可恢复，一年内避免背部过度劳累。

五、反思

1. 综合护理干预及术后并发症预防是手术成功的重要保证。

脊柱侧凸畸形矫形手术是骨科的较大手术，该手术创伤大、出血多，术后极易发生感染、压疮、心肺功能异常、肠系膜上动脉综合征及脊髓损伤等并发症。故手术前后整体护理至关重要，良好的护理可以及早预防并发症的发生，且当并发症发生时，通过严格、精心的护理能及时采取相应措施，获得满意的治疗效果。综上所述，脊柱侧弯患者矫形术除手术过程重要环节的专业操作，患者入院后应在常规护理的基础上进行认知干预，使脊柱侧弯矫形术患者了解相应的护理操作、手术和术后恢复过程，实施有效的护理措施，术前消除患者的悲观、焦虑心理，做好术前各项训练及准备，取得患者及家属的积极配合，对矫形手术有充分的心理准备，术后重点观察生命体征的变化，做好疼痛的管理，对可能出现的并发症进行积极预防，这些都是手术成功的重要保证，护理工作到位使患者以最佳状态配合手术，才能最终提升治疗效果和患者生存质量。

2. 自我保健及康复锻炼是促进患者回归社会的重要保证。

随着人们生活水平的提高，越来越多的脊柱侧弯患者有条件接受手术治疗，很多患者只注意术后早期的康复锻炼，手术缝线一旦拆掉，即认为痊愈了，没有注意后期的自我保健及康复锻炼，因此造成许多并发症的出现。根据患者自身的条件，结合患者的病情，术后制订个体化长期的系统康复训练计划非常重要，卧床肌力训练、下床从事日常活动、参加工作劳动等使患者渐进性步入社会，从而告别心理障碍，走向新生活，成为一个独立的社会成员，还有许多更好的康复锻炼方法，有待同仁进一步总结经验。

✦ **参考文献**

陈莉，2017. 脊柱侧弯矫形术63例护理体会［J］. 齐鲁护理杂志，23（8）：85-86.

陈志明，杨滨，马华松，等. 2014. 双椎体截骨术矫正强直性脊柱炎重度胸腰椎后凸畸形［J］. 中国脊柱脊髓杂志，24（4）：326-332.

丁淑贞，丁全峰，2016. 骨科临床护理一本通［M］. 中国协和医科大学出版社：251-259，344-348.

李翠翠，胡靖，俞君，等，2014. 认知干预对脊柱侧弯矫形术患者焦虑的影响［J］. 中国健康心理学杂志，22（11）：1713-1714.

李德霞，岳彦顺，文娟，等，2013. 重度僵硬性脊柱侧后凸畸形的围术期护理［J］. 护士进修杂志，28（14）：1279-1281.

李红梅，高季桓，2014. 脊柱侧弯矫形手术患者的围手术期护理［J］. 内蒙古中医药，33（10）：149-150.

王岩，毛克亚，张永刚，等，2009. 双椎体截骨术矫正重度强直性脊柱炎后凸畸形［J］. 中国脊柱脊髓杂志，19（2）：108-112.

韦晨晨，陆才慧，2016. 脊柱侧凸畸形矫形术围手术期护理［J］. 包头医学院学报，32（11）：140-141.

徐亚维，郑林宏，屈军侠，2010. 脊柱侧凸矫正术50例围术期护理［J］. 齐鲁护理杂志，16（4）：5-6.

许红璐，肖萍，黄天雯，2013. 临床骨科专科护理指引［M］. 广州：广东科技出版社：16-18.

第十一章

半骨盆置换术
患者快速康复全过程护理

患者张某，女，45岁，因左髋部疼痛1年余收入院，1年前无明显诱因下出现左髋部疼痛，局部无肿胀、畸形，无双下肢麻木及乏力，当地医院予以中医推拿保守治疗后症状缓解。近8个月上述症状加重，行中医推拿时发现左髋部肿物，可扶拐行走，外院核磁共振检查示：①腰$_{3/4}$、腰$_{4/5}$椎间盘轻度膨出；②腰椎退行性变；③左髂窝巨大占位病变，病灶内液化、坏死。考虑恶性：①滑膜肉瘤？②来源于骨恶性肿瘤。2019年2月14日拟：①左髂窝占位；②甲状腺治疗后收入院。

患者入院时神志清楚，T：36.5℃，P：87次/分，R：18次/分，BP：140/76mmHg，慢性痛苦面容，自主体位，对答切题，查体合作。脊柱未见明显畸形，左下肢感觉无异常，肌力3级，肌张力正常，膝反射、跟腱反射存在，病理反射未引出，左下肢短缩畸形，左髋部可触及5cm×5cm肿物，质硬，压痛不明显，移动度差，与周围组织边界不清。

入院后完善X线片、CT等相关检查（图11-1，图11-2），经多科室会诊讨论后，于2019年3月14日在介入手术室行腹主动脉球囊植入术后，送中心手术室在全身麻醉下行经输尿管镜左输尿管D-J管安置术+左髂内动脉结扎术、左侧骨盆肿瘤半骨盆切除和人工关节重建术，术后积极预防感染、护胃、营养支持、止痛等对症治疗，联合康复科共同制订快速康复计划，于2019年4月4日康复出院。

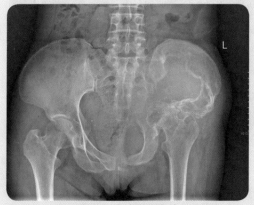

图11-1　术前X线片

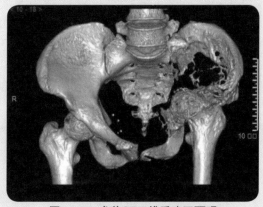

图11-2　术前CT三维重建正面观

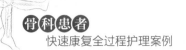
一、概念

1970年前对骨盆肿瘤，尤其是恶性肿瘤，主要采取半骨盆切除术，即半侧骨盆与同侧下肢一并切除，也称后四分之一截肢术。这种手术方式给患者带来了永久性的残疾和严重的心理障碍。以后随着肿瘤治疗理念的进展，切除肿瘤而保留肢体的手术方式得到越来越广泛的认可，即行内骨盆切除术后应用假体重建骨盆环以恢复患侧下肢功能，也就是半骨盆置换术。该手术具有既切除了肿瘤又保留了肢体及功能的优点，但由于骨盆及周围复杂的解剖位置，使切除后重建尤为困难，因此手术难度很大。此类患者大部分患有恶性肿瘤，手术涉及的范围大，创伤范围较大，术后患者卧床和恢复的时间较长，术后并发症种类多及发生率较高，手术大量切除或剥离了肿瘤组织周围很多与运动功能相关的肌肉、韧带等软组织，术后的护理及患肢的功能恢复十分重要。

为减少术中大出血风险及便于术中识别左侧输尿管，该患者进行半骨盆置换术前，先在介入手术室行腹主动脉球囊植入术，后送中心手术室在全身麻醉下行经输尿管镜左输尿管D-J管安置术，并由血管外科医师行左髂内动脉结扎术后，再行半骨盆置换。半骨盆置换术过程如下：先行股骨颈标准截骨，之后行耻骨上支截骨，再行坐骨截骨，最后在坐骨大切迹上缘处垂直于身体纵轴水平截骨，截骨后将肿瘤向外翻转，切断相连软组织，完整取出瘤体骨。确定人工半骨盆假体髋臼旋转中心位置，以骨盆及躯干的标准侧卧位做参考，确定人工半骨盆假体髋臼的置放角度，将半骨盆假体螺钉固定于残留髂骨、骶骨（图11-3）。股骨侧同全髋关节置换术。

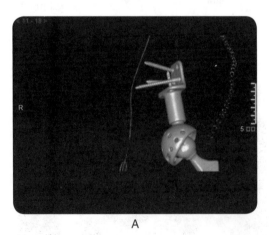

A

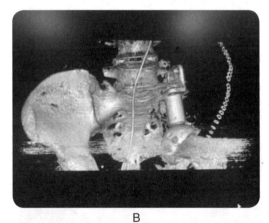

B

图11-3 术后CT三维重建正面观

二、半骨盆置换术的护理

（一）入院评估

1. 术前评估。

患者神志清，慢性痛苦面容，自主体位，对答切题，查体合作。T：36.5℃，P：87次/分，R：18次/分，BP：140/76mmHg。

2. 专科评估。

（1）疼痛评估。左髋部疼痛，静息状态VAS疼痛评分2～4分，活动状态VAS评分4～6分，活动时疼痛加重，休息可缓解。

（2）患者需挂拐行走，双下肢感觉无异常，左下肢肌力3级，肌张力正常。右下肢肌力、肌张力正常。膝反射、跟腱反射存在，病理反射未引出。左下肢有短缩畸形。左髋关节屈曲活动度受限，主动屈曲约0°～50°，被动屈曲约0°～65°，外展、后伸及内收稍受限，右髋主被动活动度正常。

（3）局部无皮肤感染灶、无鼻窦炎、牙龈肿痛、呼吸道及尿路感染等。左髋部可触及一肿物，大小约5cm×5cm，质硬，压痛不明显，移动度差，边界不清。

3. 辅助检查。

术前检查患者全身情况，完善术前各项检查，血型、血常规、凝血全套、心血管功能、肝肾功能、电解质、X线片、彩色多普勒超声、CT血管造影（CTA，CT angiography）（图11-4，图11-5）等。

该患者术前心电图、心脏及肝胆胰脾彩色多普勒超声无异常；恶性肿瘤生长因子：78.6U/mL；血红蛋白119g/L。核磁共振示：①腰$_{3/4}$、腰$_{4/5}$椎间盘轻度膨出；②腰椎退行性变；③左髂窝巨大占位病变，病灶内液化、坏死。考虑恶性：①滑膜肉瘤？②来源于骨恶性肿瘤。

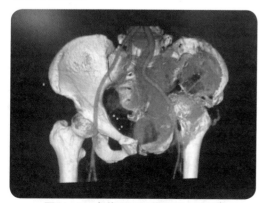

图11-4　术前CTA三维重建正面观

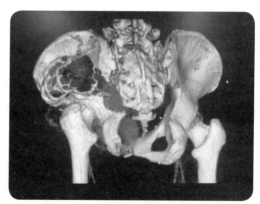

图11-5　术前CTA三维重建背面观

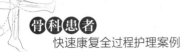

（二）术前准备

1. 术前皮肤准备。

（1）患者自季肋部至膝关节，前后过正中线，除会阴部外无明显毛发，会阴部毛发予剪短，温水清洁脐眼。术前晚使用沐浴露清洁全身并洗头，修剪手指甲、脚趾甲。

（2）患者术区皮肤无创伤、瘢痕、红肿等异常，用松节油清除胶布痕迹。

2. 术前饮食指导。

术前根据患者的全身情况，指导给予高营养（牛奶、羊奶、牛肉、羊肉、鸡肉、蛋类及鱼类、虾类、豆类、坚果类等）、高维生素（胡萝卜、番茄、黄瓜、芹菜等各种绿叶蔬菜）、高热量（谷物早餐、通心粉、花生酱、奶酪、巧克力、全麦面包等）饮食以增强患者体质，提高组织修复和抗感染能力，从而提高手术耐受力；严禁吸烟、饮酒及辛辣饮食。

3. 术前肠道准备。

术前1天15:00口服复方聚乙二醇电解质散137.12g混合2 000mL温水，术前晚餐半流质饮食，术前禁食6小时，禁饮2小时，术晨清洁灌肠。

4. 术前心理疏导。

该患者曾行甲状腺癌切除术，此次发生骨盆转移，手术创伤大、风险高，造成患者心理上的巨大压力。针对这些情况，护理人员术前充分了解患者的感受，耐心地解释手术方式、术中可能出现的问题及治疗的方法，以及术后可能出现的并发症及解决方法。告知患者手术的优点，保留了髋关节的功能，通过成功的病例，增强其信心，消除患者因误解引起的担忧，减轻患者心中的焦虑，主动配合治疗和护理，利于手术的恢复。

5. 术前康复指导。

（1）术前呼吸功能训练。为患者讲解术前呼吸功能训练的作用，并指导患者正确的深呼吸方法：先深深地吸气，吸气时应确定腹部隆起，直到不能再吸气时，屏气3～5秒后再像吹口哨一样缩起嘴唇，缓慢吐气，20次/组，3组/天。呼吸训练完后，让患者练习胸腔深部咳嗽方法，2～3次/天，促进痰液有效咳出，20次/组，3组/天。

（2）踝泵运动。麻醉复苏后即可开始做踝关节活动，最大角度屈伸踝关节，维持5秒，放松5秒，10次/时。

（3）助行器的使用训练。先将助行器调至与患者身高合适的高度，摆在身体前20cm处，先迈出手术侧的腿，再将健侧的腿跟上。

（4）腋拐的使用训练。患者术前拄拐行走，确定患者掌握正确使用拐杖的方法。拐杖跟患者身高匹配，同时拐杖的顶端和底部应该使用软垫进行包裹处理，避免压力过大、滑动导致患者在使用过程中摔倒，造成二次损伤。指导患者学会使用双拐和健腿支撑进行站立和行走，帮助患者术后尽快恢复患肢功能。使用方法：将身体的重量放在双手，而不是腋下，先迈出手术侧的腿同时向前移动拐杖，再迈出健腿到双拐前。

6. 术前访视。

（1）术前1天下午，巡回护士到病房查看病历资料，了解患者整体情况、术式及特殊要求。术前评估手术出血量多、手术时间长，准备红细胞16U，冷沉淀8U、血小板500mL。

（2）巡回护士来到患者床旁，交谈中患者表现出对手术室环境陌生及对手术效果的忧虑，于是提供术前访视手册并介绍手术室的基本概况，讲述成功案例以增加患者的信心。

（3）告知患者手术将采用全身麻醉方式，术中没有疼痛感觉。麻醉后实施导尿管留置。术中将采取保温毯覆盖身体，采用加温器对输液、输血、伤口冲洗液等进行加温处理，以缓解患者对手术疼痛、寒冷和手术时间长等引起不适的焦虑。

（4）检查手术部位准备情况，见左侧髋部皮肤完整、清洁，告知病区护士术前避免在患侧臀部做肌内注射，避免可能产生感染灶。

（5）查看手术部位标识情况，已正确完成。

（三）术中护理

1. 术前准备。

（1）术前1天手术室护士确认外来器械与植入物的准备情况，患者麻醉前，洗手护士与手术医生确认所用器械及植入物符合手术要求，植入物型号备齐待用。

（2）巡回护士术前做好高频电刀、超声骨刀、负压吸引装置的测试，确保使用功能正常。

2. 手术体位。

先安置截石卧位行输尿管镜左侧输尿管D-J管置入，再安置右侧卧位行左髂内动脉结扎术，后行左侧骨盆半骨盆切除术、人工全髋关节骨盆重建术。

3. 管道管理。

（1）巡回护士于左上肢建立外周静脉通道1条，全身麻醉后建立右侧颈内静脉通道1条，实施桡动脉穿刺测压和留置导尿管。

（2）术中患者输注总液量9 950mL。输入红细胞14U、血浆1 400mL、冷沉淀5.5U、术前自体制备血小板200mL、自体血400mL，严格执行输液、输血管理标准操作程序，密切观察输液、输血反应。术中密切观察输血管过滤网，术中更换3次输血器保持输血通畅。术中密切观察患者的情况，术中出血7 000mL、尿量2 500mL，巡回护士根据医嘱进行调节输血、输液的量和速度，保持生命体征平稳。

（3）手术完毕，切口放置引流管1条，所有管道均粘贴标识并作二次固定。

4. 感染预防。

（1）采用百级洁净手术间。谢绝参观，外来器械公司技术人员仅限1人作台下指导。

（2）手术于11:13开始19:00结束，术前30分钟遵医嘱使用左氧氟沙星氯化钠注射液100mL静脉滴注，14:15再追加使用1次左氧氟沙星氯化钠注射液100mL静脉滴注，17:20按照医嘱再使用1次，预防手术切口感染。

（3）手术单采用一次性无菌手术巾、手术衣，手术人员佩戴双层无菌手套。

5. 压疮预防。

评估手术时间长达8小时，安置体位时分别在右侧髂骨、膝外侧、外踝等部位粘贴减压敷料及放置减压垫，使用啫喱头圈悬空右侧耳郭，预防压疮发生。患者全身麻醉后，巡回护士使用一次性贴膜覆盖眼睛实施保护，避免术中角膜干燥及损伤。

6. 低体温预防。

患者上半身覆盖充气式保温毯，输注液体及库血时使用输液加温器。使用加温设备时，巡回护士要根据患者病情进行温度调节。

7. 物品清点。

手术前后做好物品的清点管理，手术切口长且深，严格实行"三人五时机"的清点原则，杜绝手术用物错漏或遗留患者体内。

8. 器械管理。

术中洗手护士传递髋臼锉、股骨髓腔锉及假体试模前与主刀医生核对型号。

9. 植入物管理。

人工关节假体开启前，巡回护士、洗手护士及主刀医生3方共同核对型号、有效期、包装完整性，准确无误方可使用。巡回护士负责完成植入物标识留档，一份跟随病历保存，另一份手术室留档保存。

10. 术毕护理。

（1）麻醉医生、手术医生及巡回护士3方共同完成患者过床，麻醉医生负责保护头颈部，一名手术医生负责托抬患者左下肢，巡回护士负责右下肢，另一名手术医生负责上半身，先使患者改为仰卧位，患肢避免过度内收屈髋，保持外展中立位，防止产生人工髋关节脱位。再利用过床板平移患者至转运床。

（2）由麻醉医生、手术医生及巡回护士送复苏室。

（四）术后护理

1. 生命体征观察与处理。

（1）术后发热是骨科手术后常见的症状之一，多为低于38.5℃的吸收热，一般不需特殊处理。当患者术后体温达38.5℃以上时为高热。术后患者出现高热将影响预期治疗效果，更不利于患者康复，需严密监测体温变化。该患者术后T：37.3℃，住院期间无发热。

（2）血容量的观察。该患者术程顺利，术中出血约7 000mL，输同型浓缩红细胞14U，血浆1 400mL，冷沉淀5.5U，自体血小板200mL，自体血400mL，术中尿量2 500mL。术后返回监护病房T：36.8℃，P：60次/分，BP：125/72mmHg，SpO_2：98%，身体皮肤温热，术肢血运好。持续心电监护显示生命体征正常平稳，记录24小时出入量，该患者出入量维持平衡。唇色及甲床颜色稍显苍白。术后3月15日复查血常规、电解质、凝血结果显示：红细胞计数：1.86×10^{12}/L，血红蛋白：54g/L，血细胞比容：16.0%；钠：147.9mol/L，氯：111mol/L，葡萄糖：6.83mol/L，尿素：10.13mol/L，白蛋白：34.1g/L，纤维蛋白降解产物5.0μg/mL，D-二聚体1 410ng/mL。予同型红细胞、人血白蛋白、肝素、肠外营养液、口服营养素等治疗相应对症处理，定期复查，各项异常指标均转至正常。

2. 体位管理。

维持正确的放置姿势，以利于静脉回流减轻局部组织水肿，防止关节脱位。

（1）平卧位：左下肢肢体略高于心脏水平，防旋枕抬高并保持外展15°～30°中立位。

（2）健侧卧位：患侧肢体略高于心脏水平，健侧卧位翻身时应先在两腿间夹厚枕头进行轴线翻身保持外展，避免患侧卧位。

（3）床头摇高30°。

3. 早期进饮进食及营养管理。

早期进饮进食是快速康复的重要举措之一，术后早期进饮进食，可使患者口腔舒适感增加，心理上感觉良好，同时促进胃肠道功能恢复，缩短患者首次进食的时间，减少腹胀、便秘等并发症的发生，同时可保证营养素的摄入，对患者病理、生理状况的康复有积极影响。

该患者于7:30送入介入手术室，行腹主动脉球囊放置术，10:30送入手术室，19:00手术结束转入重症监护室，21:00麻醉清醒后，评估患者吞咽功能正常，听诊肠鸣音5次/分，无麻醉不良反应，患者有进食意愿，指导其饮水30mL，30分钟后患者无恶心及呕吐等不适，予进食粥水100g。术后第1天，患者无恶心、呕吐等不适，逐步增加粥水的黏稠度并添加瘦肉和蛋花，术后第2天，患者无恶心、呕吐、腹胀等不适，已过渡到普食，指导其进食鱼肉、鸡肉、鸡蛋、牛奶、虾皮及各类蔬菜、水果，患者营养风险筛查NRS（2002）评分为1分，患者虚弱，蛋白质需要量略有增加，但可以通过口服补充剂来弥补，体重指数18.8kg/m^2。

4. 疼痛管理。

疼痛是恶性肿瘤患者的常见症状，患者精神上的过度紧张和焦虑常会使疼痛加重。

为了尽量减少周围环境因素对患者的刺激，将患者安排在安静、光线柔和、温暖的病房。在走路、开关门窗、做各种治疗时都轻柔有序，尽量避免噪声对患者的影响，以保证患者优质睡眠。术前使用丁丙诺啡透皮贴剂超前镇痛，术后使用地佐辛注射液镇痛，术后第2天改为丁丙诺啡透皮贴剂及曲马多镇痛，经过处理，VAS评分降到3分以下，取得了良好的镇痛效果。

5. 下肢感觉、肌力、血运的观察。

术后第3天，密切观察患者双下肢感觉、肌力、血运情况。该患者双下肢感觉、血运无异常。左下肢肌力3级，肌张力正常，右下肢肌力、肌张力正常，膝反射、跟腱反射存在，病理反射未引出。左下肢无短缩畸形。左髋活动度：主动运动55°，被动运动65°。

6. 术后活动与康复锻炼指导。

术后早期功能锻炼，不仅可以减少术后粘连，防止肌肉萎缩，还可增加肌肉体积和肌力。该患者早期有计划、持之以恒、循序渐进地进行功能锻炼，康复指导分两个阶段。

（1）术后第一阶段：急性治疗期。在术后第1～7天，由于该患者术中出血较多，术后重度贫血状态未改善，该阶段以床上功能锻炼为主。患者麻醉清醒后进行以下练习：踝泵运动、股四头肌等长收缩运动，15分/组，3组/天。术后第1天在此基础上进行有效咳嗽，双上肢的扩胸伸展运动，主、被动屈髋练习；需要注意的是避免髋关节屈曲超过90°和内收超过中线，仰卧时应使用三角枕保持左下肢外展15°～30°中立位。术后第1天，患者练习床边坐及床边站10分钟，能自主进食水、擦脸、刷牙。术后第2天，患者在医护人员帮助下于病房内使用助行器行走10分钟。术后第3天及第4天，下床行走时间每天增加5分钟。

（2）术后第二阶段：早期康复练习。该阶段继续股四头肌等长收缩，坐位伸膝屈髋（<90°）练习，站立位髋关节后伸、外展及膝关节屈曲练习，15分/组，3组/天。在术后第8～10天，患者逐渐能独立地上下床和使用座椅或坐厕、能使用手杖或助行器在平地独立走动，能完成基本的日常生活活动。术后第8天，患者使用拐杖及扶手进行上下楼梯练习。术后第10天患者能够双下肢对称性负重，而非采用镇痛步态在助行器的帮助下独立行走，从而可以从助行器过渡到使用拐杖。

7. 伤口护理。

患者无伤口渗液、伤口红肿、伤口出血及伤口裂开等异常情况。该患者伤口愈合良好，术后14天拆除伤口全部缝线。

8. 管道管理。

（1）术中留置导尿管，引流出淡黄色澄清尿液，尿量正常，指导患者多饮水，勿自行拔管，避免牵拉、折叠、挤压导尿管，二次固定管道，术后24小时拔出导尿管，患者自行排尿通畅。

（2）术中留置伤口引流管1条，引出淡红色血性液，记录引流液的量、颜色、性质，定时离心方向挤压引流管，注意保持引流管的通畅，二次固定管道，不可反折或扭曲，避免拉扯。观察有无活动性出血，若1小时内引流液≥100mL，引流液颜色为鲜红色，提示有活动性出血，及时报告医生。该患者术后第2天伤口引流为15mL，予拔除引流管。

（3）中心静脉置管，管道外露长度7cm，管道周围皮肤正常，敷料固定好，每周定期维护管道，未发现敷料卷边、松脱等异常。输高渗刺激性较强、黏稠度较高的物品或血制品，前后冲管，降低导管堵塞率。

9. 用药管理。

（1）为了缩小瘤体，该患者术前于2019年2月22日使用盐酸表柔比星及环磷酰胺化疗，胃肠道反应是化疗最常见的并发症，化疗前后遵医嘱应用盐酸托烷司琼预防或减轻恶心呕吐症状。告诫患者应注意饮食的调节：根据口味给予清淡、易消化的食物，少食多餐，多饮清水，忌食加有香料、肉汁或油腻的食物。该患者未出现严重的胃肠道反应。骨髓抑制是化疗严重的并发症，观察有无发热、泌尿道感染、皮肤黏膜感染、腹泻、贫血、全身多处的出血倾向、白细胞降低，特别是粒细胞减少最为严重，化疗期前白细胞：$5.14 \times 10^9/L$，02月26日复查白细胞：$2.37 \times 10^9/L$，26日及27日分别予重组人粒细胞刺激因子注射液0.6mL皮下注射，3月1日复查白细胞：$5.63 \times 10^9/L$。

（2）术后第2天，皮下注射低分子肝素钠注射液预防深部静脉血栓形成，用药期间患者无皮肤黏膜出血、牙龈出血、创面渗血、排尿困难等现象。

（3）术后输注脂溶性维生素、脂肪乳、白蛋白、红细胞等补液，注意输注前后充分冲管，防止药物反应及堵管，妥善固定输液管道，观察针眼周围皮肤，防止药物外渗。

10. 睡眠管理。

该患者因睡眠环境的突然改变、陌生的人际关系，对疾病、手术、相关治疗的知识缺乏而引起的焦虑恐惧感，肿瘤引起的疼痛等原因导致每晚睡眠时间<6小时，难入睡、易醒。较长时间出现睡眠问题可造成自主神经功能紊乱、消化功能障碍等，甚至导致免疫机能降低，不利于康复。进行疼痛干预，采取放松法转移患者注意力，遵医嘱予丁丙诺啡透皮贴镇痛，艾司唑仑片1mg睡前口服。给予心理疏导，减少患者的担忧。降低室内外噪声，尽量减少陪人，夜间巡视病房时，关亮灯、开夜灯，合理安排治疗及护理，操作时做到"四轻"。做好睡前个人卫生，确保身体清爽、温暖和舒适，利于睡眠。经过相应干预措施后，患者每晚睡眠时间可超7小时，夜间会醒来1次，但可短时间再次入睡，次日醒来后无疲惫感。

11. **排泄管理。**

（1）排尿管理。患者术前可自行下床如厕。术后第1天拔除导尿管，指导患者，如厕后注意清洁会阴。术后第8天开始指导患者在家属或医务人员的协助下，使用坐厕解小便。鼓励患者每天饮水2 000mL以上。

（2）排便管理。嘱患者养成定时排便的习惯，有排气感或便意时应立即尝试排便；提供适宜的排便环境，保护患者的隐私；教会患者做腹部按摩及提肛运动以预防便秘、促进排便。鼓励督促其每天饮水2 000mL，遵医嘱予乳果糖口服预防便秘。该患者住院期间未发生便秘。

12. **预防并发症。**

（1）脱位和半脱位。6周内屈髋要＜90°，避免患肢的内旋及内收动作。加强巡视，及时矫正下肢内收、内旋等不正确体位。正确搬运患者，指导功能锻炼，防止髋关节肌肉萎缩。观察术肢活动情况，有无畸形疼痛肿胀等情况，疑有脱位，应立即卧床制动。指导患者6个月内不跷二郎腿、不交叉腿，不坐矮凳子或沙发，不侧身取物，不弯腰屈髋拾物，应使用延长杆或请人帮忙，转身时要整个身体转动，不要只转动上身。大小便不宜用蹲厕，坐厕也不宜太低，最好装有扶手，以利起身站立。

（2）出血和血肿。出血常发生在术后24小时内，血肿形成发生在术后48～72小时内。1小时内引流液若≥100mL，引流液颜色为鲜红色，提示有活动性出血。腹股沟、髋部、大腿外侧有无肿胀，波动感，皮肤发紧、发紫，敷料渗血情况，没有引流液引出，术区进行性增大，张力高，局部剧痛，应怀疑血肿，通知医生及时处理。

（3）感染。术后患者抵抗力下降，卧床时间较多，很容易出现切口感染、肺部感染和泌尿系感染。应严密监测体温变化，换药时严格无菌操作，保持引流管通畅在位，注意观察引流量和颜色；鼓励深呼吸和扩胸等床上运动，训练有效咳嗽、咳痰，必要时给予雾化吸入；保持会阴清洁干燥，保证每日饮水2 000～2 500mL，术后第1天拔除导尿管。保持病房清洁，每天定时开窗通风，及时更换床单被罩。告诉患者和家属尽量减少探视的次数，并避免与有感染的患者接触，防止交叉感染。术前后规范使用抗生素，观察监测感染指标。进行支持疗法，纠正贫血，增强患者体质，增加抗感染能力。

（4）深静脉血栓形成。鼓励患者喝水2 000～2 500mL/天，遵医嘱补充液体。下肢抬高，观察患肢的皮温及下肢肿胀程度，测量小腿的周径。麻醉清醒后即指导患者进行踝关节、膝关节主、被动屈伸活动，术肢环抱捏挤按摩，穿弹力袜。病情允许，术后第1天开始离床活动。遵医嘱予依诺肝素钠0.6mL每日皮下注射。如果患者出现疼痛加重，局部红肿，皮肤发热，且与对侧肢体周径不同，被动牵拉痛，应考虑为静脉血栓的可能，应卧床休息，保持患肢制动，禁忌按摩热敷。

（5）脂肪栓塞。为术后严重并发症，主要症状为呼吸困难、咳嗽、咳痰（经常有血性）。典型肺部X线片可见全肺出现"暴风雪"状阴影，并常有右心负荷量增加的影像。亦可表现为头痛、不安、失眠、兴奋、谵妄、错乱、昏睡、昏迷、痉挛、尿失禁等症状。虽很少出现局灶性症状，但偶然可有斜视、瞳孔不等大及尿崩症等，因此，当有些长骨手术病例出现难以解释的神经系统症状时，应怀疑脂肪栓塞。当怀疑脂肪栓塞时，应及时给予加压面罩吸氧、心电监测并报告医生及时处理。

（6）神经血管损伤。予软枕抬高术肢摆放屈髋屈膝30°体位，避免神经过度牵拉。观察伤口出现血肿、肢端血液循环及皮温，感觉、活动情况。血肿形成和术后髋脱位造成坐骨神经、股神经和腓总神经损伤。术后制动和肢体锻炼时，勿压迫腓骨小头，以免腓总神经受损。如有异常及时报告医生使用神经营养药物治疗。

（7）假体周围骨折。术后第1次下床时有医务人员指导，下床行走时有人陪同，日常生活要穿着适当，预防跌倒。平时多户外活动，预防骨质疏松发生。术肢假体周围有疼痛，发生外伤情况，应行X线检查，术肢禁止负重，卧床休息。

（8）肢体不等长。观察左髋部有无异常肿胀与疼痛，谨慎假体脱位。若术后双侧肢体不等长，术侧与健侧的差距2cm以内不用处理，训练正确步态，以矫正不等长症状。缩短超过5cm建议患者遵医嘱逐渐加高短侧患肢鞋垫以达到平衡。

该患者围手术期未出现相关并发症。

三、患者结局

（一）患者体验

该患者慕名而来，十分信任我科主管医生及其团队。入院时因肿瘤转移至骨盆致左髋疼痛须拄拐行走，肿瘤转移加上要面对高风险的手术，担心术后髋关节功能恢复及肿瘤是否复发等情况，而感到焦虑、担心。虽然患者有医保，但该手术的总费用较高，这无疑增加了患者的心理压力及经济压力。围手术期，患者因对手术方式及流程的不了解、对手术预后的担忧、手术产生的费用较高等原因而存在较大心理压力，护士及时发现并与患者沟通，采取多部门协作，邀请主管医生、麻醉师及社工对患者进行术前宣教、术中指导、心理干预及疏导，解除了患者的疑虑及担忧。术后患者伤口疼痛，睡眠质量差等情况，反馈给护士后，都能很快得到解决，使患者感觉舒适。卧床期间存在疑问、需要倾诉时，管床医生及护士都能及时查房并发现，耐心地与患者进行交流，使患者感到有安全感。经过多学科协作，给予患者精心治疗与护理，住院一个半月余患者痊愈出院，终不负患者对我们的信任。

（二）疾病转归

患者住院50天后出院，入院时静息状态VAS评分2～4分，活动状态VAS评分4～6

分，出院时静息状态VAS评分0～2分，活动状态VAS评分2～3分，ADL评分80分，可自行扶拐行走及上下楼梯，正确掌握翻身、上下床，坐立位转换及使用坐厕大小便的要领；左髋活动度达90°，肌力恢复至4级，右髋活动度及肌力正常，髋关节活动基本满足生活需要，患者回家疗养。

四、延续护理

出院时医生、护士、康复师一起制订患者出院后注意事项及功能锻炼计划。

1. 出院后康复功能锻炼计划。

（1）术后2周伤口愈合好，已拆线，加强髋关节屈伸活动，无禁忌证扶拐杖行走。

（2）术后3个月避免患侧卧，不盘腿，不坐矮凳，不弯腰捡拾地上物品，6个月后髋关节可内收、外旋，但不能爬梯、跑、跳、提重物。

（3）正确处理日常生活，如更衣时先穿患侧，再穿健侧，尽量少单独活动，注意安全，防止受伤摔倒。

（4）合理饮食，戒烟戒酒。

（5）术后防止肺炎、龋齿、尿路感染，以避免关节晚期感染，术后1个月、3个月、6个月、1～2年定时随访；出现关节肿痛，活动受限及时就医。

（6）应确保完成这些动作时置换后的髋关节始终处于很好的保护，穿衣或脱衣时尽量坐在床边或高的椅子上，洗澡时坐在高的有扶手的椅子上，在洗澡或穿衣时如需接触膝以下的部位，则需使用长柄工具。

2. 术后第三阶段中期功能强化训练。

在术后第3～8周，以最大限度消除肿胀和疼痛，以在无辅助装置下双下肢对称性负重为目标，保障患者能基本独立完成日常生活活动。注意事项和第一阶段相同，同时也要避免患者在疼痛下进行康复训练。以步态训练为主，本阶段可以进行上台阶训练（不可双足交替上台阶），髋部肌力和柔韧性恢复也是训练的重心。晋级标准可在术后第8周进行门诊复查，由手术医师来衡量是否解除髋部的注意事项，当髋关节可后伸达15°，徒手步行正常步态，并且可登上10cm台阶，不伴随髋部的肿胀和疼痛时即可进入下一阶段康复。

3. 术后第三阶段后期肌力及功能恢复。

在术后第8～14周，此阶段功能目标包括交替性上下台阶，完成下肢的穿戴活动、如穿戴鞋袜及恢复特殊的功能性活动。髋关节注意事项由手术医师指导，在本阶段主要关注患者在治疗性活动下疼痛情况并监控患者的活动量。髋关节周围静力系统和动力系统的协调性是治疗重点，可以进行下肢牵拉训练和上下台阶训练，恢复其平衡性，对整体活动进行功能评定、包括起立行走时间和单腿站立时间。最终康复完成标准：①双下肢交替爬楼梯；②独立穿脱鞋袜；③功能评定在正常范围内；④患者恢复体育活动和更高级运动。

五、反思

1. 早期康复功能锻炼预防深静脉血栓。

半骨盆假体置换术创伤大，涉及肌肉多，所以患者术后康复训练非常重要。早期开始预防静脉血栓形成的物理治疗，麻醉苏醒即行踝泵运动，从患者术后第1天开始行功能锻炼，早期主要是卧床行股四头肌等舒缩锻炼。若患者不能进行主动锻炼，应安排专人辅助其行持续性被动运动练习。踝泵运动与股四头肌舒缩训练可促进患肢血液循环，防止术后下肢深静脉血栓形成，同时预防髋周肌肉粘连，限制髋关节活动，增加伸髋活动范围。

2. 预防髋关节脱位。

术后早期系统康复训练过程中，应注意髋关节脱位的预防，术后前3个月，由于髋周肌肉、筋膜等松弛，无假性关节囊包裹，术后关节不能维持正常的张力，较轻微的应力作用下也易发生髋关节脱位，应注意对下肢体位做保护。

3. 出院前健康教育以保证康复功能锻炼的有效进行。

为保证患者术后早期系统锻炼，出院前必须学会下床、翻身和功能锻炼，并要强调姿势的维持，即双髋外展中立位，且休息状态下应予支具固定牢靠，直至髋周瘢痕组织形成和髋周肌力恢复。做好患者出院后随访以保证康复功能锻炼的有效进行。

4. 做好出院后随访。

出院时，护士及康复师详细地告知了患者功能锻炼的方法，患者也表示已掌握，后期通过随访及时了解患者功能锻炼的方法是否正确，指导患者有效地进行功能锻炼，解决患者存在的问题，促进患者早日康复，回归家庭和社会。

✦ 参考文献

陈春雨，罗翼，段宏，等，2016. 组配式半骨盆假体置换术后早期系统康复训练的临床应用［J］. 成都医学院学报，11（3）：307-312.

陈晓玲，黄天雯，刘巧梨，等，2018. 日记式康复指导对髋关节置换术后患者功能锻炼依从性的影响［J］. 护理学杂志，33（20）：8-10.

李大森，郭卫，杨荣利，等，2013. 人工半骨盆置换患者术后早期髋关节脱位14例报告［J］. 中国骨与关节杂志，2（5）：265-269.

刘国印，张勇，鲍磊，等，2017. 围手术期康复功能锻炼对半髋关节置换术后隐性失血量的影响［J］. 中华解剖与临床杂志，22（4）：306-311.

刘燕芳，彭湛贤，刘燕君，等，2015. 康复训练计划表在人工全髋关节置换术后功能锻炼中的应用

［J］．中华关节外科杂志（电子版），9（3）：342-345．

宁宁，曾利辉，安晶晶，等，2009．组合式半骨盆置换术患者的围手术期护理［J］．四川大学学报（医学版），40（1）：178-180．

阮小燕，2014．骨盆肿瘤患者半骨盆置换术的围术期护理［J］．实用临床医药杂志，18（6）：89-90．

孙钰，李小磊，颜连启，等，2015．丁丙诺啡透皮贴剂辅助镇痛在全髋关节置换术后早期康复锻炼中的疗效［J］．江苏医药，41（18）：2148-2150．

张莉，2012．骨盆肿瘤患者半骨盆置换术的围手术期护理［J］．中国伤残医学，20（4）：19-20．

张利峰，张美芬，肖萍，等，2017．老年全髋关节置换术后患者的康复锻炼自我效能及其相关因素的研究［J］．护理管理杂志，17（10）：717-719．

郑朝敏，聂智容，2010．1例半骨盆关节假体置换患者的护理［J］．护理研究，24（11）：1031．

第十二章
椎体肿瘤全切人工椎体置换术患者快速康复全过程护理

　　患者周某，女，36岁，因无明显诱因下出现腰部疼痛十月余入院。弯腰时疼痛明显，半天前打喷嚏后突觉腰部剧烈疼痛，腰部活动受限，伴双下肢麻木收入院。2015年12月25日门诊拟诊断：①腰$_4$椎体病理性骨折并不全瘫（美国脊髓损伤协会损伤分级 C级）；②甲状腺癌术后，收住院治疗。

　　患者入院时神清，T：37.3℃，P：80次/分，R：18次/分，BP：133/74mmHg。查体合作，对答切题，被动体位，腰椎生理曲度消失，腰$_4$棘突、临近棘间韧带、横突、棘突旁压痛及叩击痛（＋），腰椎活动障碍。鞍区痛觉过敏，左大腿内侧、左小腿内外侧、右小腿内侧及双足感觉减退，左股四头肌肌力3级，余双下肢肌力、肌张力正常。双侧膝反射及踝反射均未引出，病理反射未引出。

　　入院后完善相关检验检查（图12-1，图12-2）及术前准备，分别于2015年12月30日、2016年1月7日行"腰$_4$椎体肿瘤血管介入栓塞术"，2016年1月8日行"腰$_4$椎体肿瘤椎体全切，前路重建，后路椎弓根钉内固定术"，术后予抗感染、营养神经、针灸及对症支持治疗，症状改善后出院。

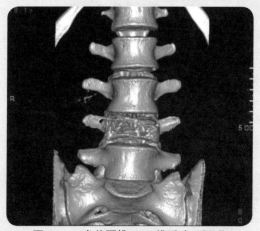

图12-1　术前腰椎CT三维重建正面观

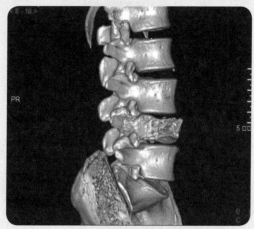

图12-2　术前腰椎CT三维重建侧面观

一、概念

脊柱肿瘤多见于胸椎、腰椎，恶性肿瘤能危及生命，不直接危及生命的良性肿瘤也可由于脊髓受压出现截瘫等并发症。脊柱转移瘤主要累及椎体而不是后方的附件结构。随着人工椎体的应用，脊柱肿瘤逐渐由保守或放弃治疗到积极的手术治疗，以达到治愈良性肿瘤及早期原发恶性肿瘤，改变恶性肿瘤的病程，提高患者生活质量。人工椎体置换对治疗胸、腰椎体肿瘤可完成脊柱的三柱重建，既最大限度地恢复椎体的高度及生理曲度，又恢复了脊柱的负重功能，符合脊柱生物力学的要求。

该患者采用的手术方式为腰$_4$椎体肿瘤椎体全切，前路重建，后路椎弓根钉内固定术（图12-3，图12-4）。

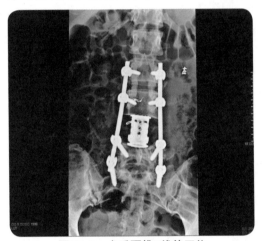 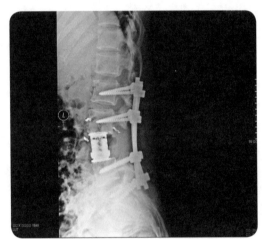

图12-3　术后腰椎X线片正位　　　　　图12-4　术后腰椎X线片侧位

二、人工椎体置换术的护理

（一）入院评估

1. 术前评估。

患者入院时神志清，查体合作，对答切题，被动体位，腰椎生理曲度消失，腰椎活动障碍。T：37.3℃，P：80次/分，R：18次/分，BP：133/74mmHg。

2. 专科评估。

（1）疼痛评估。腰部疼痛VAS评分静息状态下2～3分，活动时4～6分。腰$_4$棘突、临近棘间韧带、横突、棘突旁压痛及叩击痛（+），无下肢放射痛。鞍区痛觉过敏。

（2）感觉、活动评估。左大腿内侧、左小腿内外侧、右小腿内侧及双足感觉减退，以远端为重。左股四头肌肌力3级，余双下肢肌力、肌张力正常。双侧膝反射及踝反射未引出，病理反射未引出。

（3）背部无异常咖啡样色素沉着，腰骶部无丛毛分布，背部无肿块，脊柱生理曲度消失、腰肌紧张及腰椎活动受限。

（4）无明显大小便失禁，有尿潴留症状。

3. 辅助检查情况。

（1）2015年11月19日行甲状腺彩色多普勒超声，残余甲状腺未见明显异常。

（2）骶髂关节+腰椎核磁共振示：①腰$_4$椎体及右侧椎弓根膨胀性骨质破坏并腰$_4$椎体压缩性骨折，考虑血管瘤，不排除转移瘤可能；②右侧坐骨结节改变，不除外转移瘤可能；③双侧骶髂关节致密性骨炎。

（3）心电图、胸片未见异常。

（4）促甲状腺素0.014mIU/L，尿比重1.045，尿红细胞5 123.5/μL，白细胞计数13.35×10^9/L，嗜中性粒细胞百分比87.6%，淋巴细胞百分比6.9%，嗜酸性细胞百分比0%，嗜中性粒细胞绝对值11.69×10^9/L。

（二）术前准备

1. 术前皮肤准备。

（1）术前1晚清洁全身，特别是术野皮肤，予洗头，修剪手指甲、脚趾甲。

（2）该患者腹部、腰背部无明显毛发不予以刮毛，温水清洁脐眼。

2. 术前制动。

严格卧床，局部制动，术后短期内也需卧床休息，指导患者在床上正确使用大小便器。

3. 术前饮食指导及肠道准备。

术前根据患者的全身情况，指导给予高营养（牛奶、羊奶、牛肉、羊肉、鸡肉、蛋类及鱼类、虾类、豆类、坚果类等）、高维生素（胡萝卜、番茄、黄瓜及芹菜等各种绿叶蔬菜）、高热量（谷物早餐、通心粉、花生酱、奶酪、巧克力、全麦面包等）饮食以增强患者体质，提高组织修复和抗感染能力，从而提高手术耐受力；严禁吸烟、饮酒及辛辣饮食；术前一天清淡少渣饮食，术前一天晚餐进食流质，术前禁食禁饮6小时，术晨予清洁灌肠。

4. 术前心理疏导。

当患者得知患上恶性肿瘤时，就背上了不治之症的思想包袱。护士为患者创造整洁舒适的环境，提供一切便利条件，满足患者基本需求；耐心、细致地做好解释工作，消除患者的焦虑、恐惧、悲观、绝望等负性情绪，增强自信心，配合治疗。

经评估发现该患者不了解手术方式，担心手术麻醉中出现意外情况、手术不成功及后期外观、功能恢复不理想。针对以上问题，护士耐心与该患者进行长时间的沟通，邀请医生、麻醉师一起向患者详细讲解手术及麻醉的方式方法，告知手术方式及术中可能出现的问题，让其了解手术的整个流程，减轻心理顾虑。指导患者术后卧床期间的注意事项，并指导早期正确的功能锻炼方法，以最大限度地恢复其腰椎功能，预防相关并发症的发生。

5. 康复指导。

（1）术前呼吸功能训练。为患者讲解术前呼吸功能训练的作用，并教给患者深呼吸的方法。先深深地吸气，吸气时应确定腹部隆起，直到不能再吸气时，屏气3～5秒，然后通过缩唇（吹口哨样）缓慢呼气，同时收缩腹部。20次/组，3组/天。呼吸训练完后，让患者练习胸腔深部咳嗽方法，2～3次/天，促进痰液有效咳出，20次/组，3组/天。

（2）踝泵运动。麻醉复苏后即可开始做踝关节活动，最大角度屈伸踝关节，维持5秒，放松5秒，10次/时。

（3）助行器的使用训练。术前嘱患者家属买好助行器，先将助行器调至与患者身高合适的高度，使用宣教视频告知患者助行器的使用方法，摆在身体前20cm处，先迈一侧腿，再迈另一侧腿。

6. 术前访视。

（1）术前1天下午，巡回护士到病房查看病历资料，了解患者整体情况、术式及特殊要求。术前交叉配血、备血情况：术前备红细胞20U，冷沉淀10U，术前评估手术出血量多、手术时间长，制订周密的手术护理计划确保患者手术安全。

（2）巡回护士到患者床旁，患者是一名护士，交谈中还是表现出对手术室环境陌生的忧虑，于是提供术前访视手册并详细介绍手术室环境的基本概况。

（3）患者对手术疼痛不适尤其担心，告知患者手术将采用全身麻醉方式，术中没有疼痛感觉。麻醉后实施无痛导尿管的留置。术中将采取保温毯覆盖身体，采用加温器对输液、输血、伤口冲洗液等进行加温处理，以缓解患者对手术疼痛、寒冷和手术时间长等引起不适的焦虑。

（4）检查手术部位情况，腰$_4$椎体病理性骨折并不全瘫，术前严格卧床局部制动，患者背部术野皮肤整洁、完整。

（三）术中护理

1. 术前准备。

（1）术前1天手术室护士确认外来器械与植入物的准备情况，患者麻醉前，洗手护士与手术医生确认所用器械及植入物符合手术要求，植入物型号备齐待用。

（2）巡回护士术前做好高频电刀、超声骨刀、微磨钻、负压吸引装置的测试，确保使用功能正常。

2. **手术体位。**

手术先安置俯卧位行后路椎弓根内固定术、腰$_4$椎体肿瘤切除腰$_{2/3}$椎管内瘤体清除术，后路手术完毕再安置仰卧位行腰$_4$椎体置换术。

3. **管道管理。**

（1）患者进入手术间后，巡回护士术前选择左侧上肢建立外周静脉通道1条，全身麻醉后建立右侧颈内静脉通道、桡动脉穿刺测压装置和留置导尿管，做好标识的粘贴和固定。术中更换体位时尤其要做好管道的保护固定，避免非计划性拔管。

（2）术中患者输注液体4 700mL，输入红细胞13U红细胞、血浆1 300mL、冷沉淀6U。严格执行输液、输血管理标准操作程序，密切观察输液、输血反应。术中密切观察输血管过滤网，术中更换4次输血器保持输血通畅。术中出血2 300mL、尿量900mL，巡回护士根据医嘱进行调节输血、输液的量和速度，保持生命体征平稳。

（3）后路手术完毕，切口放置引流管1条，所有管道均粘贴标识并作二次固定。

4. **感染预防。**

（1）谢绝参观，外来器械公司技术人员仅限1人作台下指导。

（2）手术于09:40开始17:55结束，术前30分钟遵医嘱使用头孢硫脒2g加0.9%氯化钠注射液100mL静脉滴注，12:50遵照医嘱追加头孢硫脒2g加0.9%氯化钠注射液100mL静脉滴注，16:00再追加使用1次，预防手术切口感染。

（3）手术单采用一次性无菌手术巾、手术衣，手术人员佩戴双层无菌手套。

5. **压疮预防。**

手术时间长达9小时，安置体位时要使用减压垫，骨突受压部位使用皮肤减压敷料保护预防压疮发生。采用俯卧位时患者前额、两颊及下颌作为头部支撑点，保护眼睛、鼻子、嘴唇避免受压。胸、腹部悬空避免影响呼吸及血液循环。安置或更换手术体位时采用"七人搬运法"：平车与手术床平行放置，紧靠床旁并锁定；3人分别站在手术床旁，另外3人分别站于平车的一侧，并分别托患者肩胸部、腰臀部、下肢；麻醉医生负责头颈部及气管导管固定进行轴线翻身。患者全身麻醉后巡回护士使用一次性敷料覆盖眼睛实施保护措施，避免术中角膜干燥及损伤。

6. **低体温预防。**

患者下肢覆盖充气式保温毯，输注液体及库血时使用输液加温器。使用加温设备时，巡回护士要根据患者病情进行温度调节。

7. **物品清点。**

手术前后做好手术物品的清点管理，手术共2个切口，范围大、切口深，严格实行"三人五时机"的清点原则，杜绝手术用物错漏或遗留患者体内。

8. **器械管理。**

洗手护士熟悉外来手术器械，洗手护士、主刀医生共同核对椎弓根钉、棒型号，准确无误方可使用。

9. 植入物管理。

人工椎体开启前，巡回护士、洗手护士、主刀医生3方共同核对型号、有效期、包装完整性，无误后方可使用。巡回护士负责完成植入物标识留档，一份跟随病历保存，另一份手术室留档保存。

10. 术毕护理。

（1）手术完毕采用"七人搬运法"进行轴线翻身，平车与手术床平行放置，紧靠床旁并锁定；3人分别站在手术床旁，另外3人分别站于平车的一侧，并分别托患者肩胸部、腰臀部、下肢；麻醉医生负责头颈部进行轴线翻身，把患者转移至转运床。

（2）由麻醉医生、手术医生及巡回护士送复苏室。

（四）术后护理

1. 生命体征观察与处理。

（1）术后发热是骨科手术后常见的症状之一，多为不超过38.5℃的吸收热，一般不需特殊处理。当患者术后T：38.5℃以上时为高热。术后患者出现高热将影响预期治疗效果，更不利于患者康复，需严密监测体温变化。该患者术后返回病房T：37.1℃，住院期间无发热。

（2）椎体置换的手术创伤大，术后应密切观察患者的生命体征、尿量、面色、引流量情况。遵医嘱复查血常规、生化、凝血功能。

该患者术程顺利，麻醉效果满意，术中出血约2 300mL，术中尿量900mL，输同型浓缩红细胞13U，血浆1 300mL，冷沉淀6U。术后返回病房P：83次/分，BP：115/76mmHg，T：36.9℃，持续心电监测显示生命体征正常平稳，全身皮肤温热，留置导尿管固定通畅，引流出淡黄色澄清尿液460mL。术后即刻复查血常规结果示：红细胞计数3.57×10^{12}/L，血红蛋白105g/L，血细胞比容30.9%。

2. 体位管理。

术后返回病房，评估患者手术结束后在复苏室的体位为平卧位，皮肤完好，返回病房后予侧卧位。每2小时给予变换体位1次，变换体位时遵从轴线翻身方法，即保持颈部、胸部及腰部在同一水平线上，避免扭曲腰部。术后当天由护士协助翻身，术后第1天经评估患者可以自行翻身，由主管护士指导患者及家属翻身方法，术后第2天患者可在家属协作下翻身，术后第3天患者可自行翻身。

3. 早期进饮进食及营养管理。

早期进饮进食是快速康复的重要举措之一，术后早期进饮进食，可使患者口腔舒适感增加，心理上感觉良好，同时促进胃肠道功能恢复，缩短患者首次进食的时间，减少腹胀、便秘等并发症的发生，同时可保证营养素的摄入，对患者病理、生理状况的康复有积极影响。

该患者于2016年1月8日8:06送入手术室手术，19:00术毕返回病房，21:00麻醉已清醒，评估患者吞咽功能正常，肠鸣音6次/分，无麻醉不良反应，患者有进食意愿，指导其饮水30mL，观察患者无恶心及呕吐等不适，30分钟后进食粥水150mL，术后第1天，患者无恶心呕吐等不适，肛门已排气，嘱其进食瘦肉粥或蛋花粥，术后第3天，患者无恶心、呕吐、腹胀等不适，已过渡到普食，指导其进食鱼肉、鸡肉、鸡蛋、牛奶、虾皮及各类蔬菜水果，患者营养风险筛查NRS（2002）评分为1分，患者虚弱，蛋白质需要量略有增加，但可以通过口服补充剂来弥补，体重指数BMI为20.2kg/m²。

4. 疼痛管理。

该患者术后静脉留置镇痛泵，采用VAS评分评估患者疼痛，每小时评估1次，伤口疼痛评分3分，遵医嘱予酮咯酸氨丁三醇注射液1mL静脉注射，2次/天。日间指导患者放松心情，听音乐、看电视，分散注意力。夜间调暗室内光线，做好同室患者及家属的宣教，为患者提供安静舒适的休息环境，卧床期间疼痛得到较好控制，VAS评分3分及以下，未出现因疼痛而影响患者睡眠及情绪。

5. 下肢感觉、肌力检查。

（1）腰₄棘突、临近棘间韧带、横突、棘突旁压痛及叩击痛（–），无下肢放射痛。双下肢感觉及鞍区感觉恢复正常。

（2）左股四头肌肌力4级，余双下肢肌力、肌张力均正常。双侧膝反射及踝反射未引出，病理反射未引出。

（3）脊柱生理曲度消失、腰肌无紧张及腰椎活动受限。

6. 早期活动与功能康复。

术后早期功能锻炼，不仅可以减少术后粘连，防止肌肉萎缩，还可增加肌肉体积和肌力，应早期有计划、持之以恒、循序渐进地进行功能锻炼。

（1）早期床上活动。早期床上活动以预防并发症为主，术后麻醉清醒后即鼓励患者主动有效咳嗽，进行双上肢的扩胸伸展运动，踝泵运动及双下肢的屈伸活动，股四头肌的等长等张收缩活动，15分/组，3组/天。

（2）下床过程活动指导。术后坐起及下地行走需佩戴胸腰部支具下地行走，下床前评估患者双下肢肌力（患者左下肢肌力4级），以确保患者下床时的安全。指导患者先在床上佩戴好胸腰部支具后侧身，再用手撑起身体坐起，在床边坐5分钟，如无不适，再下床站5分钟，然后再开始行走。该患者术后第3天需借助助行器每天可缓慢行走约10m，3天后可由他人搀扶行走约20m。

（3）下床后活动指导。人工椎体可暂时保持脊柱的连续性和稳定性，假体的内外植骨与上下椎体牢固融合为一体后，脊柱才能负重和运动。根据患者耐受程度，先在床边走动，再逐渐增加活动量。

该患者手术1周后可以自行行走5～10分钟。每天行走时间和距离应根据患者的耐受程度，感觉、活动情况有无异常，疼痛症状有无加重或有无卧床后较长时间无法缓解的情况出现而调整。如出现上述不适，可缩短每次行走时间和距离，通过适当增加下床次数来达到锻炼目的。

（4）自理能力训练。患者术后1周进行大部分的日常生活、活动，包括穿衣、进食、洗脸、如厕等训练，提高生活自理能力，促进功能康复，以便于更好地回归工作、生活、学习。

7. 伤口及引流管护理。

伤口敷料无渗血、渗液，引流液的量、颜色、性质正常，保持引流管的通畅，二次固定管道，不可反折或扭曲，避免拉扯。由近心端向远心端挤压引流管，避免存在血块阻塞。

8. 导尿管护理。

患者术中留置导尿管，引流出淡黄色澄清尿液，尿量正常，指导患者多饮水，勿自行拔管，避免牵拉、折叠、挤压导尿管，术后第2天拔出导尿管，患者自行排尿通畅。

9. 用药管理。

为保护神经细胞，促进神经细胞生长，术后使用依达拉奉注射液及鼠神经生长因子。依达拉奉是一种自由基清除剂。实验研究提示，大鼠在缺血/缺血再灌注后静脉给予依达拉奉，缓解所伴随的神经症状，抑制迟发性神经元死亡。机理研究提示，依达拉奉可清除自由基，抑制脂质过氧化，从而抑制血管内皮细胞、神经细胞的氧化损伤。用药期间需检测肾功能、肝功能、血小板、凝血功能，并密切观察，有无肝功能、肾功能低下表现或少尿等症状，有无皮肤黏膜出血、牙龈出血、创面渗血等现象。鼠神经生长因子有促进损伤神经恢复的作用，用药后常见注射部位痛或注射侧下肢疼痛，发生率分别为85%和29%，一般不需处理，注射部位要经常更换，以防局部形成硬结，若出现硬结，则可采取热水袋或热湿敷、理疗等处理。

该患者治疗期间使用复方氨基酸注射液、钠钾镁钙葡萄糖注射液等对症治疗。用药期间密切观察患者有无头晕、注射部位肿胀疼痛等现象。该患者使用注射用头孢硫脒预防感染，左氧氟沙星治疗尿路感染，注意观察有无荨麻疹、哮喘、皮肤瘙痒，寒战高热、血管神经性水肿等，偶见治疗后非蛋白氮和谷丙转氨酶升高。

该患者术后无药物不良反应。

10. 睡眠管理。

较长时间出现睡眠问题可造成自主神经功能紊乱、消化功能障碍等，甚至导致免疫机能降低，不利于康复。评估患者的睡眠情况，创造舒适的入睡条件，及时准确地评估及处理疼痛及其他不适，必要时应用药物促进睡眠。

该患者卧床期间因手术后伤口疼痛的原因而导致不易入睡、易醒等。尊重患者的主诉，细致观察患者的反应，及时准确地进行疼痛评估，采取放松法转移患者注意力，遵医嘱予艾司唑仑1mg睡前口服。给予心理疏导，减少患者的担忧。降低室内外噪声，尽量减少陪人，夜间巡视病房时，关亮灯、开夜灯，合理安排治疗及护理，操作时做到"四轻"。患者术后第2天，术口疼痛减轻，睡眠症状改善。

11. 排泄管理。

（1）排尿管理。①留置导尿管期间：鼓励患者每天饮水2 000mL以上，定时排尿，尿液颜色、性状和量正常，保持尿道口清洁。患者入院后因无法自解小便，经诱导排尿无效后留置导尿管。②拔除导尿管后：卧床期间指导患者采取有效的排尿体位，排尿时注意保护患者的隐私，心理因素对正常排尿有很大影响，嘱患者放松精神，转移注意力。该患者术后留置导尿管返回病房，短期留置导尿管期间，每日予会阴抹洗，指导家属协助患者保持尿道口清洁，鼓励患者多饮水。引流尿液为澄清淡黄色尿液，尿量正常，术后第2天予拔除导尿管。

（2）排便管理。①预防便秘：嘱患者养成定时排便习惯，有排气感或便意时应立即尝试排便；指导患者正确的排便方法，提供适宜的排便环境，保护患者的隐私；教会患者做腹部按摩及提肛运动以预防便秘，促进排便。②出现便秘：每日行直肠指力刺激：以戴手套的手指插入直肠后，在保护好直肠黏膜的前提下做环形指端刺激，重复5次，每次持续1分钟，间隔2分钟后再次进行。观察训练后排便情况，不能排出者采取人工取便。遵医嘱给予通便药物，如乳果糖、开塞露等。

该患者入院绝对卧床7天，出现3天未解大便，经评估发现该患者既往大便习惯正常，每天1次，因排便环境的改变，不习惯在床上大便，导致便秘的发生。通过与患者的沟通，指导其按摩腹部，讲解床上排便的方法，鼓励督促其每天饮水2 000mL，予饮食指导，于入院第8天患者自解大便一次。术后未出现便秘。

12. 预防并发症。

（1）切口血肿。评估有无切口胀痛，伤口引流是否通畅，如有双下肢呈不全瘫并进行性加重，会阴部感觉减退或消失，应立即送手术室处理，切勿观察等待，否则会造成不可逆转的神经损伤。术后应密切记录双下肢感觉运动及会阴部神经功能恢复情况，每小时1次，如有异常及时报告医生处理。

（2）切口感染。评估患者整个切口红肿、压痛的情况，有化脓者伤口周围有波动感，多伴有发热和白细胞计数的增高。及时记录体温的变化，注意引流液的性质、量的变化，保持病床整洁及伤口敷料干洁。遵医嘱规范使用抗生素。

（3）肌肉萎缩和神经根粘连。术后早期进行直腿抬高、模拟踩单车练习，拔除引流管后即可开始，可适当地松解粘连。

（4）脊髓损伤。术后3天内尤其是24小时内应严密观察四肢感觉、肌力、大小便等情况，四肢感觉、肌力、大小便与手术之前作对比。如有神经压迫进行性加重等异常及

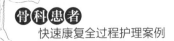

时报告医生处理。

（5）脑脊液漏。评估伤口引流液的颜色、性质、量，有无分层；有无头晕、头痛、恶心等情况，尤其是在变换体位时，以上症状加重，则高度怀疑脑脊液漏。发现脑脊液漏时伤口引流瓶禁止负压；及时更换渗湿的敷料，并加压包扎；软化大便；让皮下聚集的脑脊液自行吸收，以减缓脑脊液的漏出。必要时给予增加抗生素，予头低脚高位，持续脑脊液漏应行腰大池穿刺引流脑脊液（非腰部手术）。

（6）螺钉松动、内固定骨折或移位。轴线翻身，起床后带腰围固定，及时记录患者神经系统的观察信息。

（7）深静脉血栓形成。鼓励患者主动活动，指导患者双下肢做踝泵运动，踝关节旋转运动及双下肢髋、膝关节屈伸运动，双下肢股四头肌收缩锻炼，直腿抬高运动，每个动作坚持5～10秒，30分/次，3次/天。

该患者术后未发生切口血肿或感染、脊髓损伤、脑脊液漏、螺钉松动、内固定骨折或移位等术后并发症。指导患者早期功能锻炼及下床活动，术后未发生肌肉萎缩和神经根粘连、深静脉血栓等并发症。

三、患者结局

患者的结局包括患者就医期间的体验、疾病转归和延续性护理，对提高椎体置换术后患者的生存质量和社会功能、增强患者的自我效能感具有重要意义。

（一）患者体验

患者因腰痛曾反复门诊就诊及曾在我科住院。入院时因腰痛剧烈，病理性骨折的病因尚未明确，患者担心疾病的恢复及对以后生活和工作的影响而感到焦虑、失落。患者本身是一名护士，对手术方式及流程有一定了解，但因担心手术预后而存在较大心理压力，管床护士及时查房并发现，采取多部门协作，邀请主管医生、麻醉师及社工对患者进行术前宣教、术中指导、心理干预及疏导，解除了患者的疑虑及担忧。术后患者伤口疼痛，影响睡眠质量，反馈给护士后，都能很快得到解决，使患者感觉舒适。卧床期间存在疑问、需要倾诉时，管床医生及护士都能及时查房并发现，耐心地与患者进行交流，使患者感到安全、温馨。住院两月余患者痊愈出院。

（二）疾病转归

患者住院63天后出院，美国脊髓损伤协会损伤分级C级；入院时腰痛剧烈，活动时VAS评分4～6分，ADL评分15分，生活自理能力差。出院时腰部疼痛VAS评分2～3分，ADL评分85分，基本满足工作、生活需要，患者回家疗养。

四、延续护理

出院时医生、护士、康复师一起制订了患者出院后注意事项及功能锻炼计划。

1. 出院后注意事项及功能锻炼计划。

（1）3个月内下床活动应佩戴支具，取正确的坐、卧、立、行姿势。起卧方法：起床时先侧卧位放好支具背面，然后平卧，固定好支具的前后片，再侧卧用双上肢慢慢撑起身体坐直，禁止平卧突然翻身起床的动作，由坐位改为卧位时先双手支撑慢慢侧卧，然后平卧，松开支具。卧位时可不佩戴。

（2）指导捡东西时应尽量保持腰部平直，以下蹲弯曲膝部代替弯腰。术后3～6个月内避免腰部剧烈活动及提重物，尽可能避免久坐、跑跳等动作。

（3）伤口拆线72小时后可洗澡，坐在有靠背的凳子上洗澡，洗澡时可不佩戴腰围，但要注意避免弯曲，扭动腰部。

（4）加强营养，多晒太阳，预防骨质疏松，保持骨骼强健。睡硬板床，避免腰部推拿及按摩。

（5）如出现肢体麻木，疼痛症状加重或感觉消失，大小便异常，伤口发炎（红、肿、热、痛），有分泌物或发热，有跌倒或碰撞及时复诊。

2. 随访。

患者术后恢复良好，未出现肢体麻木、疼痛等症状，能按照医护人员要求分阶段进行康复功能锻炼，患者对手术效果很满意。

五、反思

该患者术前卧床时间长，因排尿习惯改变，无法适应环境的变化，以及腰部疼痛不适等原因，经多种方法诱导排尿均无效，予留置导尿管。鼓励患者每天饮水2 000mL以上，定时排尿，观察尿液颜色、性状和量，保持尿道口清洁。术后24小时拔除导尿管，术后第9天，患者出现尿路刺激征，尿常规细菌13 839.9/μL，口服左氧氟沙星500mg，1次/天，1周后尿路刺激征消失，复查尿常规正常。术前导尿管留置时间长，可能是导致该患者尿路感染的主要原因。如出现尿潴留，对各种诱导措施均无效的情况下，可对患者进行间歇性清洁导尿，间歇性清洁导尿可缩短留置导尿管时间，减少尿路感染发生的概率。

◆ **参考文献**

高春红，彭凡，陈慧芬，等，2005. 15例胸椎肿瘤行人工椎体置换术的围手术期护理［J］. 中华护理杂志，40（9）：657-659.

黄洪，方建，周永年，等，2001. 指导椎体切除人工椎体置换脊柱重建术［J］. 临床骨科杂志，4（1）：22.

李振香，刘钦珍，1999. 人工椎体置换治疗胸腰椎体肿瘤的护理体会［J］. 齐鲁护理杂志：22-23.

卢公标，权正学，蒋电明，等，2006. 人工椎体的发展及在脊柱外科中的应用［J］. 中国修复重建外科杂志，20（4）：419-422.

茅惠，2017. 自控镇痛泵在骨科患者术后的应用与护理［J］. 中外医学研究，15（12）：87-88.

彭刚艺，刘雪琴，2013. 临床护理技术规范（基础篇）［M］. 第2版. 广州：广东科技出版社：198-201.

彭小苑，谷忠建，欧阳艳菲，2016. 骨科健康教育手册［M］. 广州：广东科技出版社：204-208.

杨述华，2004. 实用脊柱外科学［M］. 北京：人民卫生出版社：445，859-860，900.